"健康中国·你我同行"
科普读物

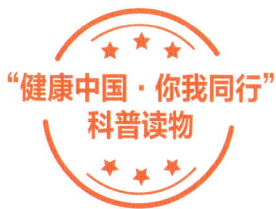

科学运动
好建议

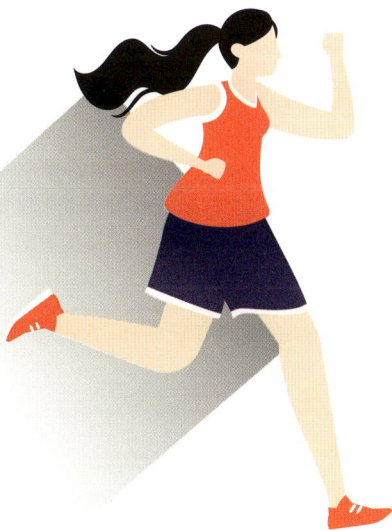

国家卫生健康委宣传司 组织编写

王健全 主　编

人民卫生出版社
·北京·

图书在版编目（CIP）数据

科学运动好建议 / 国家卫生健康委宣传司组织编写 ；
王健全主编. —— 北京 ：人民卫生出版社，2025. 8.
ISBN 978-7-117-38403-2

Ⅰ. R161. 1-49

中国国家版本馆 CIP 数据核字第 2025M4E697 号

科学运动好建议
Kexue Yundong Haojianyi

策划编辑　庞　静　李元宏　　责任编辑　李元宏
数字编辑　闫　瑾
书籍设计　尹　岩　梧桐影
组织编写　国家卫生健康委宣传司
主　　编　王健全
出版发行　人民卫生出版社（中继线 010-59780011）
地　　址　北京市朝阳区潘家园南里 19 号
邮　　编　100021
E - mail　pmph @ pmph.com
购书热线　010-59787592　010-59787584　010-65264830
印　　刷　北京华联印刷有限公司
经　　销　新华书店
开　　本　710×1000　1/16　　印张:16
字　　数　178 千字
版　　次　2025 年 8 月第 1 版
印　　次　2025 年 9 月第 1 次印刷
标准书号　ISBN 978-7-117-38403-2
定　　价　75.00 元

打击盗版举报电话　010-59787491　　E- mail　WQ @ pmph.com
质量问题联系电话　010-59787234　　E- mail　zhiliang @ pmph.com
数字融合服务电话　4001118166　　E- mail　zengzhi @ pmph.com

编写委员会

主　编　王健全

副主编　印　钰　钱菁华　张　霞

编　委（以姓氏笔画为序）

上官毅	王　飞	王　征	王　懿	王健全	龙健锋
田　野	付晓月	印　钰	冯鹏鹏	巩亚伟	曲　峰
朱悦彤	朱敬先	任　川	任　爽	任钰琪	刘　伟
刘　壮	刘子铭	齐天一	李　旭	李　玳	杨　凡
宋　赟	张　阳	张　驰	张　秦	张　霞	张霄瀚
陈拿云	邵嘉艺	苗　欣	林依婷	果　森	周敬滨
孟庆阳	赵逸民	段春宇	侯　征	贺　忱	莫含情
钱　驿	钱菁华	倪学翊	栾　烁	高　奉	高梓诚
席　蕊	梅　宇	常翠青	鲁胜楠	谢　超	

编写秘书　付晓月　苗　欣

审读专家（以姓氏笔画为序）

　　　　　王　蕾　何耀华　程　飚

党的二十大报告指出，把保障人民健康放在优先发展的战略位置，完善人民健康促进政策。习近平总书记强调，健康是幸福生活最重要的指标，健康是1，其他是后面的0，没有1，更多的0也没有意义。

普及健康知识，提高健康素养，是实践证明的通往健康的一条经济、有效路径。国家卫生健康委宣传司、人民卫生出版社策划出版"健康中国·你我同行"系列科普读物，初心于此。

系列科普读物的主题最大程度覆盖人们最为关心的健康话题。比如，涵盖从婴幼儿到耄耋老人的全人群全生命周期，从生活方式、心理健康、环境健康等角度综合考虑健康影响因素，既聚焦心脑血管疾病、癌症、慢性呼吸系统疾病、糖尿病、传染病等危害大、流行广的疾病，也兼顾罕见病人群福祉等。

系列科普读物的编者是来自各个领域的权威专家。他们基于多年的实践和科研经验，精心策划、选取了广大群众最应该知道的、最想知道的、容易误解的健康知识和最应掌握的基本健康技能，编撰成册，兼顾和保证了图书的权威性、科学性、知识性和实用性。

系列科普读物的策划也见多处巧思。比如，在每册书的具体表现形式上进行了创新和突破，设置了"案例""小课堂""知识扩展""误区解读""小故事""健康知识小擂台"等模块，既便于读者查阅，也增加了读者的代入感和阅读的趣味性及互动性。除了图文，还辅以视频生动展示。每一章后附二维码，读者可以扫描获取自测题和答案解析，检验自己健康知识的掌握程度。此外，系列科普读物作为国家健康科普资源库的重要内容，还可以供各级各类健康科普竞赛活动使用。

每个人是自己健康的第一责任人。我们希望，本系列科普读物能够帮助更多的人承担起这份责任，成为广大群众遇到健康问题时最信赖的工具书，成为万千家庭的健康实用宝典，也希望携手社会各界共同引领健康新风尚。

更多该系列科普读物还在陆续出版中。我们衷心感谢大力支持编写工作的各位专家！期待越来越多的卫生健康工作者加入健康科普事业中来。

"健康中国·你我同行"！

专家指导委员会

2023 年 2 月

随着生活节奏的加快和工作压力的增大，人们越来越意识到健康的重要性。运动作为维护和促进健康的重要手段，已经成为许多人日常生活的一部分。然而，如何科学、合理地进行运动，不同的人群如何根据健康状况选择适当的运动方式，以及如何避免运动过程中可能遇到的伤害，这些问题仍然困扰着许多人。

正是在这样的背景下，我们组织了运动医学、康复医学、营养学等专业领域的专家学者，编写了这本《科学运动好建议》。本书内容丰富，涵盖了运动对不同人群的益处、如何科学选择运动方式、不同运动项目注意事项、特殊人群和疾病状态下的运动建议等多个方面。我们力求将理论与实践相结合，不仅提供了运动的科学原理和生理机制，还给出了具体的运动建议和案例分析，使读者能够更好地理解和应用。

本书有四大特点：一是科学性，书中的运动建议和指导均基于科学研究和实践验证，确保了内容的科学性和权威性；二是实用性，针对不同人群和健康状况的差异，提供了具体的运动方案和注意事项，使读者能够根据自身情况选择最合适的运动方式；三是可操作性，书中的运动方法和技巧易于理解和操作，便于读者在实际运动中应用；四是系统性，从运动的基本原理到具体实践，再到运动后的恢复和营养补充，形成了一个完整的运动健康体系。

本书适用于广大的运动爱好者、健身教练、体育教师、康复医师以及对运动健康感兴趣的普通读者。无论是希望通过运动改善健康状况的普通人，还是追求更好的运动表现的专业达人，都能从本书中获益。

在本书的编写过程中，我们得到了许多专家和同行的支持和帮助。在此，我们要特别感谢所有参与编写和审校的专家学者，以及提供案例和建议的各界人士。同时，我们也意识到，由于运动科学是一个不断发展的领域，书中的内容可能仍有不足之处，我们诚恳地希望广大读者提出宝贵的意见和建议，以便我们不断改进和完善。

最后，我们希望通过本书的出版，能够让更多的人了解运动、参与运动、享受运动，从而拥有一个更加健康、充满活力、快乐的生活。

王健全

2025 年 4 月 20 日

运动有什么用

怎么运动才有用

不同运动项目注意事项

特殊人群以及
人在疾病状态时如何运动

运动
有什么用

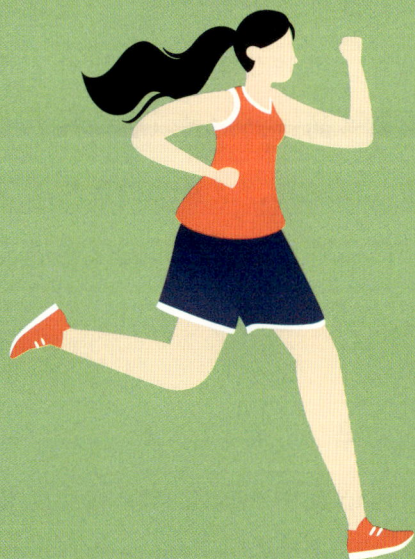

运动适用于全人群全生命周期。身心健康者，适宜运动保持健康；亚健康状态者，主动运动恢复健康；伴有疾病或损伤的人群，科学运动重塑健康。本章将介绍运动对不同人群、不同疾病的作用，让人们深入了解运动的益处，主动参与运动，以运动促健康。

激发身体防御——运动如何变成你的免疫力"超级充电器"

李华是一位程序员，在数字世界里编织代码的他，常常一坐就是一整天。随着时间的流逝，他开始感受到身体虚弱，怕冷，易感冒。一次公司体检，医生告诉他，他的免疫力有待提高。医生建议李华改变久坐的生活习惯，增加日常的运动量。听了医生的建议后，李华决定作出改变。他开始在午休时散步，晚上下班后到健身房进行锻炼。一段时间之后，李华发现自己不再容易感冒，工作效率也有所提升。李华没有满足于现状，他开始尝试更多的运动形式，如游泳、骑自行车等，以全面提高身体素质。他发现，多样化的运动不仅能够激发身体的不同防御机制，还能带来心理上的愉悦和满足感。

小课堂

1. 运动能提高免疫力吗

长期适量运动可以适度增强免疫系统的功能和提高机体免疫应答的能力。适当运动者比长期静坐者的免疫功能更强，研究认为，每次适度负荷运动对人体的免疫功能都有一定促进作用，并且会在较长时间内降低机体感染的风险。

坚持适度且长期的锻炼，可以激活体内的抗炎细胞因子，同时抑制那些可能引发炎症的因子。这相当于为身体提供了一支高效的清洁队伍，它们能够及时清除有害物质，不给炎症因子留有生长的空间，从而有效降低患病的风险。

2. 运动强度越高越好吗

适量的运动对增强免疫系统功能有益，可以提高免疫细胞的活性，增强身体的抵抗力。但是，高强度或过度的运动可能会暂时抑制免疫系统的功能，增加人们生病的风险，尤其是在运动后的开窗期，"运动后的开窗期"指的是：高强度或长时间剧烈运动后，身体免疫功能出现暂时性下降的一段时期（通常持续几小时到几天），此时身体对疾病的易感性增加。多次、长期超负荷运动使身体处于超载状态，人容易生病。此时，如果再有焦虑、紧张、睡眠不好等情况，人身体的抵抗力会进一步减弱。

知识扩展

1. 如何通过运动提高免疫力

运动要长期坚持，形成习惯。建议成年人每周应进行 150～300 分钟的中等强度身体活动，或 75～150 分钟的高强度身体活动，或中等强度身体活动和高强度身体活动结合达到等量。身体运动包括快走、慢跑、游泳、骑自行车等。除此之外，还应当进行力量训练、功能性训练等。

间断性缺乏锻炼后，若突然进行过量的剧烈运动，可能对健康造成负面影响。突然的高强度锻炼不仅可能导致身体免疫力暂时降低，进入所谓运动后的开窗期，增加患病的风险；而且，由于缺少持续运动的习惯，短期运动量增加还可能给骨骼、关节和肌肉带来较大的负担。

为了避免这些不利影响，建议运动时逐渐增加运动量，让身体有时间适应。同时，保持规律的运动习惯对于维持免疫力和改善整体健康至关重要。

2. 如何确定运动强度

运动强度主要通过两个指标衡量：主观感觉和心率。主观感觉指的是运动时自我感觉到的运动强度，每个人的感受可能不同。低强度运动时自我感觉轻松，可以与人正常交谈；中等强度运动时自我感觉有些吃力，呼吸急促但没有气喘吁吁，可以与人交谈；高强度运动时自我感觉非常吃力，呼吸急促，无法与人正常交谈。最大心率 = 220 − 年龄，中等强度运动时心率保持在最大心率的 55% ~ 74%；高强度运动时心率保持在最大心率的 75% ~ 90%。

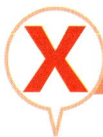

✗ 误区解读

1. 运动量越大越好

运动量并非越大越好。虽然运动能提升免疫力，但过量运动可能导致身体过度疲劳，进入免疫抑制状态，即所谓运动后的开窗期，此时身体更容易受到病原体的侵袭。运动量应该根据个人体能和健康状况来安排。

2. 感冒或生病时应该坚持运动

生病期间应保证充分休息，避免剧烈运动。如果身体不适，如感冒或发热，应减少或避免运动，给身体足够的休息时间来恢复。此时运动可能会加重病情，延缓恢复进程。

运动对血压的影响超出你的想象

李先生是一位中年职场精英，工作勤奋。几年前，李先生在工作中突然感到头晕目眩，随后出现剧烈的头痛和恶心症状。他本以为只是劳累过度，休息一下就好，但休息后症状并未缓解，反而愈演愈烈。最终他前往医院进行了检查，经过一系列详细的检查，被确诊为高血压脑病。医生为李先生制订了个性化的治疗方案，包括药物治疗和康复训练。经过一段时间的治疗和调整，李先生的血压逐渐得到了控制，头晕头痛的症状也有所缓解。

小课堂

1. 血压是如何产生的

血压通常指动脉血压，是血液对单位面积动脉血管壁的侧压力。动脉血压通常用肱动脉血压来代表。形成动脉血压的重要因素包括以下几点。

（1）血容量：心血管系统内有足够的血液充盈是形成动脉血压的前提条件。

（2）心脏泵血功能：心脏泵血功能是形成动脉血压的原动力。

（3）外周阻力：血液流经小动脉和毛细血管时遇到的阻力，是形成动脉血压的必要条件。

（4）大血管的弹性：大血管（如主动脉）的弹性有助于吸收和释放心脏搏动产生的压力波，维持血压的稳定。

与动脉血压形成有关的任何因素，如血容量、心脏泵血功能、外周阻力和血管弹性，均会影响动脉血压。

2. 运动对血压有哪些影响

运动可以通过改善心血管功能影响血压。有氧运动可以有效改善心脏泵血功能，减轻心肌肥大，增加外周小血管的数量和扩张其管径，降低外周阻力，从而帮助调节血压。运动影响血压的另一个重要机制是通过改善神经-体液调节实现的，人体内有复杂的神经-体液调节机制以维持血压的稳定，动物实验研究显示，运动可以降低高血压小鼠血液中血管紧张素Ⅱ的浓度，显著降低血压。运动还可以通过调节神经系统功能影响血压，如影响交感神经（升高血压）和迷走神经（降低血压）的兴奋性，帮助维持血压的稳定。

运动通过改善多个系统和器官的功能来实现血压调控，因此，被视为高血压治疗的重要措施之一，具有便捷性和高收益性。

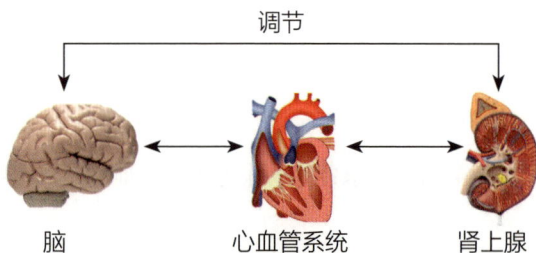

调节

脑　　　　心血管系统　　　　肾上腺

人体心血管系统功能调节模式图

知识扩展

1. 什么是高血压

《中国高血压防治指南（2024 年修订版）》将高血压定义为：未使用抗高血压药的前提下，诊室血压 ≥ 140/90 毫米汞柱；或家庭血压 ≥ 135/85 毫米汞柱；或 24 小时动态血压 ≥ 130/80 毫米汞柱，白天血压 ≥ 135/85 毫米汞柱，夜间血压 ≥ 120/70 毫米汞柱。高血压病分级情况如高血压分级表所示。高血压可引起非常严重的并发症，最严重的并发症是脑血管意外，其次是心脏病、高血压肾病等，严重危害健康。

高血压分级

分类	收缩压 / 毫米汞柱	舒张压 / 毫米汞柱
正常血压	< 120	< 80
正常高值	120 ~ 139	80 ~ 89
高血压	≥ 140	≥ 90
1 级高血压（轻度）	140 ~ 159	90 ~ 99
2 级高血压（中度）	160 ~ 179	100 ~ 109
3 级高血压（重度）	≥ 180	≥ 110

2. 如何运动才能控制血压

合理的运动是维持健康的关键，其效果取决于运动强度、时间、频率和类型。运动强度适中时，降血压效果更佳。单次运动时间推荐在 20 ~ 60 分钟，以中等强度有氧运动为主，每周进行 3 ~ 4

次运动，能有效提升身体健康状况。有氧运动如快步走、慢跑、太极拳等，能显著改善血液循环，降低血压。根据世界卫生组织的建议，高血压患者通过合理安排运动的强度、时间、频率和类型，可以显著提升生活质量，实现健康受益。

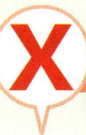

✖ 误区解读

1. 运动能完全替代药物治疗高血压

这种说法是不正确的。高血压的治疗是综合性的，运动并不能解决所有问题，只有在临床规范治疗的基础上进行运动干预，才能取得更大的收益。因此运动干预与药物治疗二者不相矛盾，相反两者科学配合，才能使治疗效果最大化。

2. 只要运动就能降低血压

这种说法是不正确的。高血压病患者盲目参加运动可能会导致运动风险事件，高血压患者应当在运动前做详细的运动风险筛查，筛查通过后，在专业医生的指导下进行运动干预，能有效避免运动风险事件。

运动真的能降血糖吗
——揭秘运动与血糖之间的"甜蜜"关系

张先生是一位中年糖尿病患者，长期依赖药物控制血糖。某天，他听说运动能帮助降低血糖，于是决定尝试每天晨跑。

坚持一段时间后，他惊喜地发现，不仅血糖水平有所下降，而且整体健康状况也得到了改善。

小课堂

1. 运动与血糖的关系

运动能够促进身体对葡萄糖的利用，从而降低血糖水平。当我们运动时，肌肉需要更多的能量，这促使身体从血液中摄取葡萄糖来供能。

2. 科学降血糖的运动类型与强度

有氧运动（如快走、跑步、游泳）和无氧运动（如力量训练）都能有效降低血糖。运动的强度因人而异，但一般建议中等强度的有氧运动最为适宜。

3. 科学降血糖的运动频率与持续时间

为了维持稳定的血糖水平，建议每周进行至少 150 分钟的中等强度有氧运动，或 75 分钟的高强度有氧运动。此外，每周至少进行两次力量训练也有助于血糖控制。

知识扩展

1. 运动降血糖的注意事项

虽然运动对降血糖有效，但糖尿病患者在运动前需要评估身体状况，确保运动安全。运动前后要监测血糖水平，避免低血糖风险。同时，保持饮食均衡，避免运动后过度进食导致血糖反弹。

2. 运动在糖尿病治疗中的地位

运动是糖尿病综合治疗的重要组成部分，与药物治疗、饮食控制相辅相成。合理的运动计划不仅能降低血糖，还能减轻药物副作用，提高患者生活质量。

误区解读

1. 运动能完全替代药物治疗糖尿病

这种说法是不正确的。运动是糖尿病治疗的重要辅助手段，但不能完全替代药物治疗。患者应根据医生建议，结合运动和药物，制订综合治疗方案。

2. 运动强度越大，降血糖效果越好

这种说法是不正确的。虽然高强度运动确实能消耗更多的葡萄糖，但对于大多数人来说，中等强度的有氧运动更为适宜。过高的运动强度可能导致身体过度疲劳，甚至引发运动损伤；也可能导致血糖波动，甚至诱发低血糖等风险。因此，选择适合自己的运动强度是关键。

运动是改善血脂水平的一大助力

小张，35岁，是一名办公室职员，平时工作繁忙，缺乏运动，经常在外面吃饭，喜欢吃油腻的食物。一次体检中，发现他的血脂水平异常，特别是甘油三酯和低密度脂蛋白胆固醇偏

高。医生告诉他，这样的血脂水平会增加心血管疾病的患病风险。起初，小张认为只要少吃肉、多运动，就可以恢复健康。他每天坚持跑步，并尽量减少油腻食物的摄入。几个月后，虽然体重有所下降，但复查结果显示他的血脂水平仍未达到理想状态。经过医生的评估，并向医生进行详细咨询后小张开始认识到单靠饮食和运动不足以控制他的血脂水平。在医生的建议下，他开始使用调节血脂的药物，同时继续坚持健康的饮食和运动计划。几个月后，复查结果显示他的血脂水平显著改善，心血管风险也大大降低，身体也感觉更加轻松和有活力。

小课堂

1. 我们为什么要关注血脂水平

高血脂是心血管疾病的重要危险因素。高水平的低密度脂蛋白胆固醇和甘油三酯会导致动脉硬化，增加心脏病、脑卒中和其他心血管疾病的风险。关注血脂水平不仅能预防严重的心血管疾病，提高生活质量和延长寿命，还能通过早期预防和干预降低医疗费用。保持健康的血脂水平是全身健康的重要组成部分，通过健康的生活方式和定期的医疗检查，可以有效管理和控制血脂水平，保护心血管健康。

2. 有氧运动对血脂水平的影响

据研究，体育锻炼对改善血脂水平具有显著效果，包括：①降低低密度脂蛋白胆固醇水平，减少动脉斑块形成的风险；②提高高密度脂蛋白胆固醇水平，有助于清除血液中的多余胆固醇；③有氧运动还可以降低甘油三酯水平，进一步降低心血管疾病的发生风险。

3. 如何科学锻炼控制血脂水平

每周进行 150 ~ 300 分钟的中等强度有氧运动，或 75 ~ 150 分钟的高强度有氧运动。例如，快走、跑步、骑自行车、游泳等都是很好的有氧运动选择。如果您刚开始锻炼，可以先从低强度、短时间的锻炼开始，逐渐增加强度和延长时间。还可以尝试将锻炼融入日常生活中，例如，选择步行或骑自行车上下班，利用午休时间进行短暂的散步等。另外，可进行至少每周两次的包含所有主要肌肉群的肌力训练。

知识扩展

什么是血脂

血脂是指血液中的脂类物质，主要包括胆固醇和甘油三酯。血脂在人体内有重要的生理功能，如参与细胞膜的构成、激素的合成和能量的储存，但过高或过低的血脂水平都可能导致健康问题。

（1）总胆固醇（TC）：包括低密度脂蛋白胆固醇（LDL-C）、高密度脂蛋白胆固醇（HDL-C）和极低密度脂蛋白胆固醇（VLDL-C）。LDL-C 通常被称为"坏胆固醇"，过高的 LDL-C 水平会增加动脉粥样硬化和心血管疾病的风险。HDL-C 通常被称为"好胆固醇"，HDL-C 有助于将多余的胆固醇从血管壁转移到肝脏，从而降低动脉粥样硬化的风险。

（2）甘油三酯（TG）：是血液中最主要的脂类之一，由饮食中过多的脂肪、碳水化合物转化而成。过高的甘油三酯水平也与心血管疾病有关。

✕ 误区解读

血脂发生异常少吃肉多运动就可以了，不吃药也行

这种说法是不正确的。虽然健康饮食和适度运动对血脂管理有重要作用，但并不是所有血脂异常情况都能通过这些方法完全控制，还需要考虑个体差异和血脂异常的严重程度，任何治疗方案都应在医生指导下进行。

健康饮食和适度运动对血脂管理至关重要，但对于某些患者，特别是中重度血脂异常患者，药物治疗同样不可或缺。药物治疗能够显著降低低密度脂蛋白胆固醇和甘油三酯水平，降低心血管事件的发生率。对于高风险患者，医生通常会建议综合治疗，即饮食、运动和药物结合，以更有效地控制血脂水平，降低心血管疾病的风险。务必要听从医生的建议，制订和实施全面的血脂管理计划。

心脏搏动的旋律
——运动如何成为心脏的守护神

李先生是一位企业高管，长期的高压工作和不规律的生活使他的身体逐渐亮起了"红灯"。一次体检中，他被诊断出患有心脏病。面对这一突如其来的打击，李先生开始反思自己的生活方式，并决定听从医生的建议，尝试通过运动来改善心脏健康状况。

小课堂

1. 运动能强化心肌

就像我们的手臂和腿部肌肉可以通过锻炼变得更强壮一样，心肌也可以通过运动得到强化。有氧运动如跑步、游泳等，能够增强心脏泵血功能，使心脏在每次搏动时能够泵出更多的血液，从而降低心脏负担。

2. 运动有助于心血管健康

规律的运动可以促进血液循环，减轻体重，降低血压和血脂水平，减少动脉粥样硬化的风险。因为，肥胖、高血压、高血脂都是导致心脏病的重要因素。

3. 运动要适量且科学

虽然运动对心脏有益，但并非所有运动都适合每个人。过量的运动或不适合的运动方式可能会对心脏造成损伤。因此，在选择运动方式时，应根据自己的年龄、身体状况和运动习惯来制订科学的运动计划。

知识扩展

1. 运动能改善自主神经功能

自主神经负责调节心脏的搏动速度和节律。运动可以通过改善自主神经功能，使心脏在面对压力或刺激时能够更加平稳地应对，从而降低心脏病发作的风险。

2. 运动有助于控制体重

肥胖和炎症都是心脏病的危险因素。运动可以帮助我们消耗多余的热量，控制体重，从而保护心脏健康。

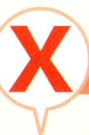

✗ 误区解读

1. 运动对心脏病患者来说太危险

实际上，适量的、科学的运动对心脏病患者来说是有益的。当然，心脏病患者在进行运动前应征求医生的意见，并选择适合自己的运动方式和强度。

2. 只有剧烈运动才对心脏有好处

虽然剧烈运动确实对心脏有好处，但并非每个人都适合进行剧烈运动。适量的、中低强度的运动如散步、慢跑等同样对心脏有益。重要的是选择适合自己的运动方式并坚持下去。

科学健身助力肿瘤患者康复

李女士，今年45岁，三年前被诊断出乳腺癌。她在接受了手术和化学治疗（简称"化疗"）后，每天都感到十分疲劳，体力水平明显受限；同时精神也受到了极大的打击，出现了抑郁倾向。一次偶然的机会，她参加了一个癌症康复的运动科研项目，开始每天适度地散步和练习瑜伽。随着时间的推移，李女士发现自己的体力逐渐恢复，情绪也变得更加积极。

定期的运动不仅帮助她控制了体重，增加了日常生活活动能力，还显著提高了免疫力，降低了癌症复发的风险。通过李女士的案例，我们可以看到运动在癌症康复中的重要作用。接下来，我们将探讨运动如何帮助肿瘤患者康复。

小课堂

1. 合理安排运动时间与强度

对于肿瘤患者和康复者来说，合理安排运动时间与强度尤为重要。建议每周至少进行 150 分钟中等强度的有氧运动，如快走、骑自行车或游泳。这些运动可以帮助提高心肺功能，促进血液循环。对于体力较差或刚开始运动的人，可以从每天 20 分钟的轻度运动开始，逐步增加时间和强度。需要注意的是，运动前后要进行适当的热身和拉伸，以避免运动损伤。

2. 多样化的运动方式

单一的运动方式容易导致疲劳和厌倦，因此，尝试多样化的运动方式不仅能保持运动的乐趣，还能锻炼身体的不同部位。例如，结合有氧运动和力量训练，每周进行 2 ~ 3 次的力量训练，可以有效增强肌肉力量，改善骨密度。此外，加入柔韧性和平衡训练，如瑜伽和太极，可以提高身体的柔韧性和平衡能力，减少摔倒和受伤的风险。

3. 关注身体发出的信号，量力而行

肿瘤患者和康复者在运动过程中，时刻关注自己身体发出的信号非常重要。如果出现头晕、胸痛、极度疲劳或呼吸困难等不适症状，应立即停止运动并咨询医生。肿瘤患者的体质和康复情况各不

相同，运动量和强度需要根据个人情况量力而行。定期与康复治疗师沟通，动态调整运动计划，以确保安全和有效。

4. 养成健康的生活习惯

运动只是帮助肿瘤患者康复的一部分，养成健康的生活习惯同样重要。保持均衡的饮食，摄入充足的水果、蔬菜、全谷物和蛋白质，减少高脂肪、高糖和加工食品的摄入。此外，保证充足的睡眠和良好的心理状态，有助于提高免疫力和身体的自我修复能力。避免烟酒，减轻身体的额外负担，也能显著降低肿瘤复发的风险。

肿瘤患者推荐能量及营养物需求量

	《恶性肿瘤患者康复期营养管理专家共识》	《恶性肿瘤患者膳食营养处方专家共识》	《肿瘤患者营养支持指南》	《成人家庭肠外营养中国专家共识》	《恶性肿瘤患者膳食指导》
能量	25～35千卡/（千克·天）	25～30千卡/（千克·天）	25～30千卡/（千克·天）	20～35千卡/（千克·天）	卧床患者：20～25千卡/（千克·天）下床活动患者：30～35千卡/（千克·天）
碳水化合物	正常人：50%～65%胰岛素抵抗：<40%	总热量减去蛋白、脂肪供能部分	提高脂肪比例，增加能量密度，尤其存在应激、炎症反应的患者	占总非蛋白热量的60%～75%	占总能量35%～50%
脂肪	20%～35%胰岛素抵抗可增加	<30%，特殊可达到45%		占总非蛋白热量的25%～40%（严重高脂血症除外）	占总能量35%～50%

续表

	《恶性肿瘤患者康复期营养管理专家共识》	《恶性肿瘤患者膳食营养处方专家共识》	《肿瘤患者营养支持指南》	《成人家庭肠外营养中国专家共识》	《恶性肿瘤患者膳食指导》
蛋白质	正常人：1 ～ 1.5 克/（千克·天）肾功能异常：＜ 1 克/（千克·天）	1 ～ 1.5 克/（千克·天），氮热比1：100；肾功能损害：＜ 1 克/（千克·天）	1 ～ 2.0 克/（千克·天）	0.8 ～ 1.4 克/千克	一般情况：1 ～ 1.2 克/（千克·天）严重营养消耗：1.2 ～ 2.0 克/（千克·天）

知识扩展

1. 运动对免疫系统的影响

运动在增强免疫系统功能方面发挥着关键作用。适度的运动能够促进免疫细胞的产生和分布，使得身体更有效地识别和消灭癌细胞。具体来说，运动可以增加自然杀伤细胞（NK 细胞）和 T 细胞的数量和活性，这两种细胞在抵抗肿瘤方面至关重要。自然杀伤细胞能够直接攻击并摧毁癌细胞，而 T 细胞则能够识别并标记癌细胞，使得身体的免疫系统可以更有效地对抗它们。此外，运动还可以通过促进血液循环和增强淋巴系统的功能，帮助免疫细胞更迅速地到达受损区域，清除病变细胞。研究表明，规律的中等强度运动，如快走或慢跑，可显著提高免疫系统的功能，减少炎症，从而降低肿瘤的发生和复发风险。

2. 心理健康与运动的关系

心理健康在肿瘤康复过程中同样不可忽视。确诊肿瘤后，患者往往会经历焦虑、抑郁等负面情绪，这些情绪不仅影响生活质量，还会削弱免疫系统，使身体更难抵抗肿瘤。运动被证明是缓解压力和改善心理健康的有效方法之一。通过运动，大脑会释放内啡肽和多巴胺等"幸福荷尔蒙"，这些化学物质能有效缓解疼痛，提升情绪，增加幸福感。规律的运动还能改善睡眠质量，帮助患者更好地应对治疗过程中的不适。此外，参加团队运动还可以提供社交支持，帮助患者建立积极的社交关系，从而进一步改善心理状态。

✗ 误区解读

1. 运动会加重肿瘤患者的病情

很多人认为肿瘤患者应该尽量休息，避免运动。这种观点是不正确的。实际上，适度的运动不仅不会加重病情，反而对肿瘤康复有积极的作用。科学研究表明，规律的中等强度运动，如散步、慢跑或瑜伽，可以帮助提高免疫力，改善心肺功能，增强肌肉力量，同时减轻疲劳和焦虑。这些都能显著提高肿瘤患者的生活质量和康复效果。

2. 只有剧烈运动才能帮助肿瘤患者康复

这种说法是不正确的。对于肿瘤患者来说，过于剧烈的运动可能会导致疲劳和损伤，反而不利于康复。正确的做法是根据自身的体力和健康状况，选择适合的运动强度。研究表明，每周进行150分钟的中等强度运动（如快走、骑自行车等）可有效降低肿瘤复发风险，提高患者5年生存率。重要的是，保持运动的规律性和适度性，循序渐进，避免过度劳累。

运动让儿童青少年更高、更强壮

　　小明是一名小学生，课业压力繁重，除了完成学校的学习任务，还需要在课余时间参加各种辅导班。沉重的学习任务让小明看起来无精打采，在同龄孩子中瘦弱矮小，甚至在日常活动中容易受伤。小明无意中对跆拳道产生浓厚兴趣，每周进行2~3次跆拳道学习，一个学期后小明长高了，变强壮了，甚至比以前开朗了，学习效率也提高了。

💡 小课堂

1. 什么是沃尔夫定律

　　沃尔夫定律指骨骼会根据施加的应力（压力、拉力等）进行适应，即如果施加的应力增加，骨骼会通过获得骨基质和增厚应对这一改变；如果施加的应力减少，骨骼会通过减少骨基质和变薄以应对，这也体现了用进废退原理。儿童青少年的骨骼生长发育不仅取决于遗传、营养、环境等因素，还需要科学合理的体育锻炼施加适当应力。儿童时期的体育锻炼有利于峰值骨量的增加，从而降低患骨质疏松症和骨折的风险。

2. 运动如何促进骨骼发育

　　科学运动通过负荷刺激促进骺软骨生长，发挥遗传潜力。适宜的应力刺激使血液流向骺端，促进骺软骨分裂和增殖，长骨增长。肌肉收缩产生的机械牵张力作用于骨骼促进生长。运动还能促进骨骼激素和生长因子的释放，促进身高增长。户外运动紫外线照射将部分胆固醇转化为维生素 D，有利于钙的吸收，促进骨骼发育。科学运动不仅使骨径增粗，骨密质增厚，骨小梁按照压力和张力线规则排列，还能提高骨的抗折、抗弯和抗压能力。青少年时期的体育锻炼有助于形成更多的肌肉组织，使他们更加强壮。

知识扩展

体育运动可以改善儿童青少年心理健康

青少年儿童可能因学业压力繁重、久坐、家庭关系不和谐等因素产生抑郁、焦虑等症状。体育活动在预防心理健康问题方面发挥着重要作用，对已确诊的抑郁和焦虑患者产生积极影响，并改善患有长期疾病儿童的心理健康，提高他们的生活质量和自尊。团队运动使得青少年获得同伴支持，提高自信。久坐时间过长与儿童心理健康不良的风险增加相关，每天 2～3 小时久坐会显著增加抑郁的发生风险，而体育活动是打破久坐的有效方法，每天超过 60 分钟的体育活动可以有效改善儿童青少年的心理健康。体育活动在生理和心理两个方面均助力儿童青少年健康成长。

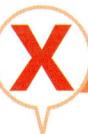

X 误区解读

运动强度越大，长得越高越强壮

这种说法是不正确的。运动中骨骼消耗能量，而能量合成需要充分休息，以保证骨的新陈代谢，如果运动负荷过大，重复次数过多，频率过高，超过骨的重建速度将会导致骨的慢性损伤。间歇性压力更有利于儿童青少年骨骼的生长发育，而过度训练会引起骺软骨过早闭合，导致儿童青少年停止发育。因此儿童青少年的体育运动应该科学化、多样化、长期化。

为什么坚持锻炼，体重却没有减轻

小张是一名程序员，经常伏案工作，活动量较少，劳累的工作使他饭量大增。工作几年小张体重逐渐增加，体重指数（BMI）达到 29 千克／米^2，为超重水平。为了健康，小张决定减肥，每周进行 2～3 次的体育锻炼，每次 40～60 分钟，但是坚持了 1 个月后，小张发现体重并没有明显变化，这使得小张很沮丧。那么，如何进行体育锻炼才能有效减轻体重呢？

小课堂

1. 肥胖的危害有哪些

肥胖会缩短人的寿命，并影响许多器官系统的功能，导致某些疾病的发病率增加，如心血管疾病、糖尿病、高血压、慢性肾病和胃肠道疾病等，同时增加心血管疾病的死亡率和糖尿病不良事件的发生率。缺乏身体活动或运动训练是导致肥胖的常见因素之一。

2. 如何通过体育锻炼有效减重

身体活动或运动训练可以增加总能量消耗来降低肥胖水平，从而使得热量摄入低于能量消耗，促进负能量平衡，达到降低体重的目的。

根据世界卫生组织（WHO）发布的身体活动指南，推荐每周至少进行 150 分钟中等强度有氧运动，但是这一训练量对于减肥人群而言可能无法达到理想的减重效果，建议该类人群每周进行225～420 分钟中等强度的有氧运动，同时调整饮食习惯，限制过多热量摄入以有效减重。

与有氧运动相比，力量训练不太可能产生足够的负能量平衡以减轻体重，但是力量训练可以增加瘦体重，提高静息代谢率和脂肪氧化水平等。因此，可采取多种形式的体育锻炼进行减重，如结合有氧运动和力量训练。在减重过程中，除了观察体重的变化，也应监测腰围的变化，了解中心肥胖程度的改变。

3. 如何保持减肥成果

成功减肥后，很多人似乎无法保持减肥成果。体重反弹高发生率的潜在原因主要包括食欲激素（如饥饿素）的增加，厌食激素（如瘦素、胰高血糖素样肽 -1）的减少，自我监测体重次数的减少，以及随着体重减轻静息代谢率的降低等。成功减重后应保持健康的生活方式，控制饮食，减少不必要的热量摄入，坚持体育锻炼，以促进减肥后的体重维持。

知识扩展

如何利用心率判断运动强度

根据年龄计算，最大心率 =220 － 年龄，进行中等强度运动时的目标心率为最大心率的 50%～70%，进行高强度运动时的目标心率为最大心率的 70%~85%。假设小张今年 32 岁，那么他的最大心率为 188 次/分，小张进行中等强度运动时的目标心率为 94~131 次/分，进行高强度运动的目标心率为 132~160 次/分。建议运动前进行相关的健康筛查，特别是进行高强度的体育锻炼，防止运动过程中不良事件的发生。

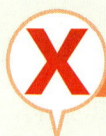

✗ 误区解读

减肥就是不吃主食

此说法错误。减肥的基础是改变生活方式和饮食习惯、增加身体活动。饮食的改变不是对某种类型食物摄入减少，而是总体能量摄入降低。良好的饮食习惯是坚持低能量饮食，同时提供身体所需的营养物质。超低能量摄入方法，如每日摄入 200~800 千卡热量，对于减肥初期有较明显效果，但是长期效果并不理想。

运动为工作效率赋能

作为公司的"中流砥柱"，小王每天一"开机"就连轴转，但依旧需要经常加班来完成工作。下了班只想宅家，拒绝一切运动。有次单位组织篮球比赛，小王被拉去充人数，为了备赛，部门规定每周进行三次训练。小王暗暗叫苦，心想工作又要完不成了。然而，第一周结束时，小王惊奇地发现，虽然这周额外拿出了时间训练，但却很少加班了。运动完虽然身体疲惫，但工作时头脑却格外清醒，专注力也大大提高，难道是运动为提高自己的工作效率赋能了？

💡 小课堂

1. 运动可以增强大脑功能

运动能够加速血液及脑脊液的流动，增加脑部血氧量，促进血清素释放，提高代谢水平，提升专注力。因此，在进行思考、决策等复杂脑部活动时，运动后的大脑有更高的工作效率和更快的反应速度。

此外，运动能促进神经元之间的连接，因此，除了短期提高工作表现，随着年龄增长，运动还能改善记忆力，提高学习和协调能力，这有利于对工作中大量信息的处理。

2. 运动有助于改善心理健康和精神状态

工作压力以及伴生的焦虑情绪是影响工作效率的重要因素，运动能促进身体分泌三大快乐因子——多巴胺、内啡肽、血清素，这些物质有利于改善心理健康，缓解压力，让人保持良好的心态和饱满的精神面貌，提升幸福感，有助于提高工作的专注力和效率。

3. 运动有助于增强免疫力

身体的健康状况对工作效率有直接影响。运动能改善代谢水平，预防心脑血管疾病、糖尿病等慢性疾病。而运动时分泌的快乐因子使人身心处于轻松愉悦的状态中，这有利于增强人体免疫力，减轻失眠症状，缓解疲劳，保持清醒，使人精力充沛。

4. 运动有助于提高社交能力

工作中良好的人际关系非常重要。而运动可以提供阳光融洽的社交环境，加深与同事、伙伴之间的交流和联系，促进团队合作，使工作氛围更加融洽，提高工作效率。

知识扩展

1. 什么样的运动方式有助于提高工作效率

不同类型的运动均对提高工作效率有帮助，根据自己的工作时间和运动时机，可以选择多样化的运动方式。长距离慢跑、划船、游泳、骑自行车等有氧运动有利于提升心肺功能，瑜伽、普拉提等侧重于身体柔韧性、核心功能和平衡感的提升，抗阻训练有利于提高肌力；还有爬山、滑雪等户外运动，舞蹈、球类等社交属性较强的综合性运动。多样化的运动方式可以让身体得到更全面的锻炼，进而提高工作效率。

2. 什么时间运动更有利于提高工作效率

运动对身体来说是压力，会使身体释放一种压力荷尔蒙——皮质醇，这就需要把握好运动时机。早上是皮质醇的分泌高峰，进行相对高强度的运动有利于人体自然循环，唤醒身体，迎接一天的工作。如果是晚间运动，则更推荐瑜伽等舒展身体和帮助睡眠的运动，缓解疲劳，养护精力。

误区解读

1. 运动强度越高越有利于提高工作效率

运动锻炼是良好生活方式中不可或缺的组成部分，但不代表运动强度越高越有利。如果运动过度，首先可能超出身体承受能力，引起运动损伤，甚至影响日常生活；其次，运动量过大会使神经疲劳，不但达不到提精气神的效果，反而成为一种负担；最后，过高强度的运动可能打乱皮质醇等物质的分泌，影响睡眠和体力恢复，降低人体免疫力。

2. 效仿练得好的人一定有利于提高工作效率

每个人的身体状况和工作内容不同，运动计划应该注意个体差异，避免盲目效仿他人，导致不良影响。要合理安排休息时间，确保身体和大脑充分恢复；循序渐进增加运动强度，运动后及时拉伸放松。

快跑吧，大脑
——揭秘运动如何点燃你的智慧火花

李明，一个对数字和公式充满热情的高中生，然而，他有时候觉得自己的思维像是被困在了一个无形的迷宫里，难以找到出口。在一次体育课上，老师的一句话深深触动了他，"运动不仅能够强健体魄，还能激发大脑的潜能。"这句话像一颗种子在他心中生根发芽。带着好奇和一丝怀疑，李明开始尝试每天放学后慢跑。随着时间的推移，李明惊讶地发现，那些曾经让他头疼的数学问题变得不再棘手，思维也更加敏捷和活跃。

小课堂

1. 运动如何增强大脑功能

首先，定期运动可以增加海马的体积，海马是大脑中与记忆和学习密切相关的区域。其次，运动能够促进大脑内部新神经元的生成和连接，这有助于大脑更有效地处理和传递信息。最后，运动还能增加大脑中的脑源性神经生长因子（BDNF）水平，这是一种对神经元生长和存活至关重要的蛋白质，BDNF 对于新神经细胞的生长和存活至关重要，有助于改善神经可塑性，即大脑适应新信息和学习新技能的能力。通过定期运动，可以提高 BDNF 水平，从而增强记忆力、学习能力和整体认知功能。

2. 运动可以通过改善心理状态从而提高智力水平

运动改善心理状态来提高智力水平包括三个方面。提升精力和注意力：运动能增加肌肉能量，提高耐力，使人精力充沛；同时，运动也能在短时间内提高人的注意力，帮助人们更好地专注于工作。调节情绪：运动时，人体会释放内啡肽等化学物质，这些物质能够改善不良情绪，缓解抑郁症状，使人更加放松和自信。这种积极的情绪状态有助于提高学习和工作的效率。增强记忆力：运动后的学生在记忆词汇或解决问题方面表现得更好。每周 3 次普通步行，每次 30 分钟以上，大脑的学习能力、注意力和抽象推理能力也可提高 15%。

知识扩展

运动改善大脑功能是长期且全方位的

运动提高智力水平是一个被科学证实的现象，运动对提高智力水平不仅限于短期内的生理激活，它还对大脑结构和功能产生长期影响。运动改善了大脑的血液供应，到达大脑的氧气和营养物质量的增加有助于提高认知功能。运动可以降低慢性炎症水平，而慢性炎症与认知衰退有关。运动还能提高睡眠质量，睡眠对记忆整合至关重要。

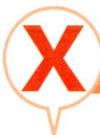

误区解读

只有高强度的运动才能提高智力水平

这个说法是错误的。许多人认为只有高强度的专业训练或特定的运动才能显著提高智力水平，这是一个误区。运动关键在于持续和规律的习惯，而不是单次运动的强度。实际上，任何形式的适度运动都对大脑有益。无论是跑步、游泳、瑜伽，还是简单的散步，都能够促进血液循环，为大脑提供更多的氧气和营养，从而改善大脑功能。此外，运动还能刺激大脑释放有益的神经递质，如多巴胺等，有助于提高注意力和改善情绪状态，进而促进学习和记忆能力。因此，不必追求高强度的运动，只要坚持适度运动，就能有效提高智力水平。

运动是良医，包治百病吗

　　老王是一位资深程序员，但随着年龄的增长和公司严苛的要求，老王发现自己逐渐力不从心，并患上了严重的抑郁症，因此他选择暂停手边的工作休息一段时间。老王在医生的指导下使用了一些抗抑郁药，但由于常年不健康的生活习惯加上突然的"放空"，不仅心理问题没有得到缓解，体重还像坐上了火箭直线上升，且健康水平每况愈下。痛定思痛，老王决定求助一位从事运动健康的朋友，这位朋友不仅细致地分析了老王的问题，为他进行了系统的运动功能评估，还给老王提供了运动指导。在朋友的监督指导下，老王开始逐渐有规律地进行一些简单的训练，并爱上了骑行，慢慢养成了规律的自主运动习惯。渐渐地，老王发现不仅自己的身体状况在不断好转，连精神状况也有了很大的改善，在坚持运动的同时回归到了正常的工作生活中。

💡 小课堂

1. 运动真的可以治病吗

　　"运动是良医"是由美国运动医学学会在 2007 年提出的，旨在通过鼓励参与运动来弥合医疗保健与健康健身之间日益增大的差距。随着社会发展和科技进步，现代生活方式也在影响着人们的健康，超过一半的健康状况不佳可以归咎于不健康的行为，其中吸烟、不良饮食和缺乏运动是主要原因。运动已经被用于治疗和预防多种慢性疾病，如心脏病、糖尿病、慢性阻塞性肺疾病（简称"慢阻肺"）和肥胖症。同时，对于焦虑抑郁等心理问题、脑卒中后的康复、各类运动系统损伤和术后康复，甚至是各类肿瘤的治疗，运动都有着良好的治疗效果。

2. 如何运动才能起到治疗效果

尽管人们普遍知道缺乏运动的负面影响，也知道运动对于健康和各类疾病的益处，但很多患者并不能正确、有效地实施运动计划。部分患者在缺乏运动指导的情况下进行运动，不仅没有达到运动效果，反而产生了运动损伤；也有一部分患者在不了解自身情况和运动水平的情况下，盲目进行运动，最后出现了运动过量的现象。因此，为了有效运动并达到治疗效果，患者一定要在具备运动知识的医生和康复师的指导下，基于运动评估结果制订具有针对性和个性化的运动指导。同时，初期的运动训练尽量在有经验的专业人员的监督下完成，保证训练的安全性和质量，并逐渐养成规律的自主运动习惯。

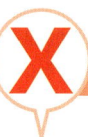

X 误区解读

运动能替代药物

很多朋友都会有这样一个想法：既然运动可以治疗这么多种疾病，尤其是糖尿病、高血压这类需要长期服用药物的慢性疾病，那我是不是就可以用运动来替代药物了？答案一定是否定的。虽然很多研究证明，针对各类慢性疾病、心理疾病和心脑血管疾病，运动都有接近药物的疗效，但是至今没有任何一项研究可以证明，在治疗这类疾病时，运动可以完全替代药物。例如一位糖尿病患者，在开始进行运动前他每天需要服用 2 000 毫克二甲双胍，结合运动训练他可以将二甲双胍的服用剂量降低到 1 000 毫克／天，甚至是500 毫克／天，但绝对不能停止服用二甲双胍；而且在降低药物剂量后，一定要定期对血糖进行监测，避免血糖的反弹。另一方面，由于运动的可逆性，当停止运动一段时间后，运动对于慢性疾病的控制效果就会慢慢减弱甚至丧失。为了能够长期保持运动对于慢性疾病的控制效果，慢性疾病患者一定不能抱有侥幸心理，只有坚持良好规律的运动习惯，才能真正达到运动的治疗作用。

运动助你好梦成真

　　老王最近工作压力很大，时常晚上无法入睡，第二天状态更差，只能通过药物维持睡眠。最近他望着每天跳广场舞回来睡得香甜的妻子陷入了沉思。在康复师的建议下，老王开始了规律的体育锻炼，坚持一段时间后，老王发现不仅自己的睡眠质量好起来了，人也变得有活力了，老王觉得运动真是太有魔力了。

小课堂

1. 运动和睡眠的关系

运动和睡眠之间的联系非常密切。运动能够使身体发生各种生理过程的变化，影响荷尔蒙分泌和体温调节，这些都会影响睡眠。运动后，身体会释放出内啡肽、血清素和多巴胺等神经递质，这些物质有助于放松身体，减少压力，从而帮助入睡。此外，运动会提升身体的核心温度，运动后核心温度逐渐降低，这种体温变化促进了睡眠的自然进程，因为身体在温度下降的环境中更容易进入和保持深度睡眠状态。

2. 运动对睡眠周期的调节

我们的睡眠是由几个周期组成的，每个周期包括浅睡眠、深睡眠和快速眼动（REM）睡眠。规律的运动可以帮助调节睡眠周期，确保每个阶段都能正常进行。科学研究发现，运动可以延长深睡眠的持续时间，同时缩短入睡时间和浅睡眠阶段的时间。举个例子，适度的力量训练不仅能增强你的肌力，还能延长深睡眠的时间，这就像是在夜间为你的身体进行"超级修复"。而且，运动还能促进褪黑素的分泌，这种激素是调节睡眠觉醒周期的关键。所以，规律的运动不仅能让你睡得更好，还能让你醒来时感觉更加精神焕发。

知识扩展

1. 怎样运动可以促进睡眠

有氧运动是促进睡眠的有效方式之一。这类运动包括快走、跑步、游泳和功率车骑行等，它们能够提高心率和呼吸频率，同时增强心肺功能。研究表明，每周进行 3 ~ 4 次，每次 30 分钟以上的有氧运动，可以显著改善睡眠质量，缩短入睡时间和减少夜间醒来次数。

力量训练对身体的整体健康和代谢有积极的影响，通过增强肌力和耐力，力量训练能够帮助维持健康的睡眠模式，特别是对于年长者和需要提高体能的人群。

伸展运动如瑜伽、太极等，有助于缓解身体的紧张和压力，为入睡创造良好的条件。这些运动方式通过舒展肌肉和提高身体灵活性，可以放松身体并平复心情，进而改善睡眠质量。

2. 什么情况下可以选择运动改善睡眠

通过运动来改善睡眠适用于多种情况，例如高强度的工作压力和持续的情绪问题常常导致睡眠质量下降。运动可以帮助缓解身体中的紧张和焦虑，从而促进身心放松和更好地睡眠。不规律的生活作息和持续的失眠问题会影响到身体的健康和精神状态，运动可以调整生物钟和改善睡眠模式，帮助建立健康的睡眠习惯。总之，通过选择适当类型和强度的运动，并将其作为日常生活的一部分，可以提升睡眠质量和健康水平。无论是对于改善短期的睡眠问题还是长期的睡眠困扰，运动都是一种安全、有效且可持续的解决方案。

✗ 误区解读

1. 运动越多睡眠越好

并非如此！运动对于睡眠的促进作用是有科学依据的，但并不意味着运动的时间长和强度越高，睡眠质量就会越好。过度的运动或长时间的高强度训练可能导致身体过度兴奋和激素水平的异常变化，这可能反而影响睡眠的质量和稳定性。每个人的身体和生活习惯都不同，对运动的适应性也会有所不同。因此，并没有一种普遍适用的运动量和强度标准，适合的运动时间和类型应该根据个体的身体状况、生活方式和健康目标来确定。如果具体方法您不清楚，可以咨询医生或者专业的康复师。

2. 只要睡眠不好都可以通过运动改善

对于某些特定类型的睡眠障碍，如睡眠呼吸暂停、周期性肢体运动障碍等，单一的运动疗法可能并不足够有效。这些睡眠障碍通常需要综合治疗改善，包括药物干预、行为治疗和生活方式改变等。

悄悄告诉你，运动也能当镇痛剂

王先生是一位忙碌的互联网公司职员，因长期伏案工作，肩颈疼痛成了家常便饭，严重的时候甚至会引发头痛。起初，他选择吃镇痛药和贴膏药来缓解，但效果短暂且副作用明显。此外，他也尝试过周末躺着休息，时间一长反而会加重腰背部的疼痛。在朋友的建议下，王先生决定尝试运动，开始进行简单的拉伸和慢跑。起初，他感到关节有轻度不适，但随着时间的推移，他发现疼痛逐渐减轻，肩颈肌肉不再那么紧张了，身体越来越轻松，甚至头痛也很少出现了。王先生惊喜地发现，运动不仅帮助他缓解了疼痛，还提高了他的健康水平。他不再依赖药物治疗，而是将主动运动作为自然的镇痛剂，享受运动带来的健康和快乐。

小课堂

1. 运动与镇痛的奇妙联系

当身体出现疼痛时，很多人的第一反应是静养休息。然而研究表明，适当的科学运动其实可以有效缓解甚至消除某种类型的疼痛。那么，运动是如何镇痛的呢？

内源性镇痛物质的产生：运动可以刺激机体产生一些镇痛物质，如内啡肽等，这些物质像镇痛药一样，可以降低我们的身体对于疼痛的感知。

抗炎细胞因子与促炎性细胞因子的平衡：我们的身体里有一些可以帮助我们对抗炎症的好物质——抗炎细胞因子，也有一些可能引起炎症的坏物质——促炎性细胞因子。运动可以帮助我们调节这些物质，让它们保持平衡，提高好物质的水平，降低坏物质的活性，从而减轻疼痛。

中枢下行抑制系统的调节：运动可以干扰我们大脑接收到的疼痛信号，让大脑不那么敏感地感知到疼痛。同时，运动还能激活大脑里的一些区域，这些区域能帮我们缓解疼痛。

2. 对症下药——针对疼痛类型选择运动方式

不同类型的疼痛需要采用不同的运动方案。例如，对于肌肉疼痛，如腰肌劳损、肌肉拉伤等，可以通过适度的拉伸运动、有氧运动等缓解疼痛。这些运动可以促进肌肉松弛，改善血液循环，减轻肌肉疲劳和疼痛。而对于关节疼痛，如骨关节炎、类风湿性关节炎等，则可以选择低强度、持续性的有氧运动，如散步、游泳等。这些运动可以增强关节周围肌肉的力量，提高关节稳定性，减轻关节疼痛。

知识扩展

1. 运动强度的把控

运动强度的把控至关重要。适度的运动可以起到缓解甚至消除疼痛的作用。而过度的运动则可能引发身体疲劳、损伤加重等问题，导致疼痛加重。因此需要根据个人情况合理安排运动强度和时间。

2. 深入了解运动镇痛

除了上述基础机制以外，运动镇痛还涉及更复杂的生理反应过程。①心理效应：运动有助于转移注意力，减少对疼痛的过度关注，从而在心理上减轻疼痛感；②神经营养因子调节：运动影响谷氨酸和疼痛基因的表达，可以滋养我们的神经，让神经更健康，从而起到镇痛作用。

X 误区解读

1. 运动——痛，才有效果

疼痛是身体发出的警告信号，表示某些部位可能受到了损伤或过度使用。运动时产生的疼痛应该是可控的、不造成持续伤害的。如刚开始进行运动时，可能会出现轻微的肌肉酸痛，但这并不意味着运动本身会导致疼痛。如果感觉持续疼痛，很可能是训练方式不对或运动强度过大。正确的做法是根据自己的身体状况和运动目标，选择适当的运动方式和强度，避免过度运动导致损伤。疼痛严重时及时就医，寻求专业医生和康复师的帮助。

2. 所有疼痛都可以通过运动缓解

虽然运动在疼痛管理中具有重要作用，但并非适用于所有疼痛情况。对于某些严重的疼痛，如急性损伤、严重炎症、恶性肿瘤引起的疼痛等，需要及时就医，采取针对性的治疗措施。此外，在某些特殊情况下，如孕妇、术后恢复期患者等，也需要在医生和康复治疗师的指导下进行运动。

运动让你变成"硬骨头"

王奶奶今年已经八十高龄，近几个月来，王奶奶时常抱怨腰酸背痛，尤其是在久站或长时间行走后更为明显。一次不小心在家中滑倒，竟导致了她手腕骨折。经过医生的检查，王奶奶被诊断为骨质疏松。这个看似普通的病症，实则对她的生活造成了不小的影响。骨质疏松，让骨骼逐渐失去应有的坚韧与支撑力，稍有不慎便可能引发骨折。

小课堂

1. 骨的结构是怎样的

骨是一种器官，具有一定的形态、结构和功能。骨由骨膜、骨质、骨髓和血管、神经等构成。

骨膜由骨外膜和骨内膜构成。外层致密，使骨外膜紧密附着在骨上；内层疏松，内有大量的成骨细胞与破骨细胞，参与骨的生长发育。

骨质是构成骨的主体结构，分为骨密质、骨松质。骨密质结构致密，分布于骨外层，使骨具有抗压、抗拉、抗扭转特性；骨松质为海绵状结构，内有空腔，内部骨小梁规律排列，使骨更轻巧的同时增加骨的承载能力。

骨髓是造血组织，分为黄骨髓与红骨髓，红骨髓具有造血能力，而黄骨髓为脂肪充填的红骨髓，不具备造血能力。

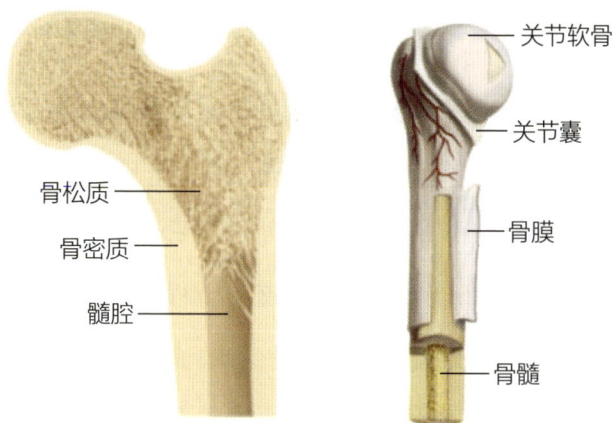

骨的基本结构

（资料来源：丁文龙，刘学政.系统解剖学[M].9版.人民卫生出版社，2018.）

2. 骨的成分有哪些

骨的成分包括有机质和无机质，有机质包括骨胶原纤维、糖胺聚糖等，构成骨的支架，赋予骨一定的形状，使骨具有弹性和韧性，无机质包括碱性磷酸钙、碳酸钙等，充填并沉淀在有机质间，使骨更坚硬结实。

3. 运动对骨骼的神奇影响——解读沃尔夫定律

1892年，德国医学博士沃尔夫（Julius Wolff）揭示了骨变化的奥秘，即著名的沃尔夫定律。它科学地阐述了外力与骨生成之间的紧密联系：外力增加，骨生成随之增多；外力减少，则骨生成减少。在运动中，骨骼不仅受到外部力量的作用，还受到自身肌肉的压力与拉力。这些力量宏观上改变了骨的形态功能，例如：骨表面的突起、切迹、凹陷等，微观上则增加了骨量，使骨骼更加坚硬，让骨变成"硬骨头"。

知识扩展

1. 骨质的奥秘——有机质与无机质随着年龄增长的变迁

随着我们的年龄增长与生命流逝，我们的骨骼也在经历着微妙而重要的变化。其中，有机质和无机质在骨骼中的含量比例，就像是骨骼的年龄密码，记录着我们的成长历程和骨骼的健康状态。幼儿时期有机质和无机质比例大约为1：1，此时骨弹性好，硬度低；壮年时期有机质和无机质比例大约为1：2，此时骨具有一定的弹性和更好的硬度；老年时期，有机质与无机质含量均减少，此时骨弹性和硬度均降低，骨脆性增加，更易骨折。

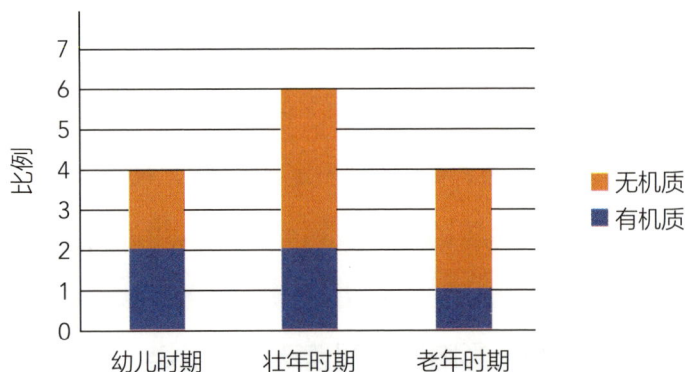

不同年龄段骨质比例关系

2. 运动——守护骨量，远离骨质疏松

骨质疏松，源于骨量的悄然流失。当骨量减少至 2.5 个标准差以上时，风险便悄然降临。但这一过程并非瞬间完成，而是从 28~35 岁的骨量峰值后逐年累积。若想远离骨质疏松，关键在于提升骨量峰值，减缓流失速度。而运动，正是这一过程的得力助手。通过给予骨骼各种力的刺激，运动能让骨骼变得更加坚固，成为真正的"硬骨头"。让我们行动起来，用运动守护骨骼健康！

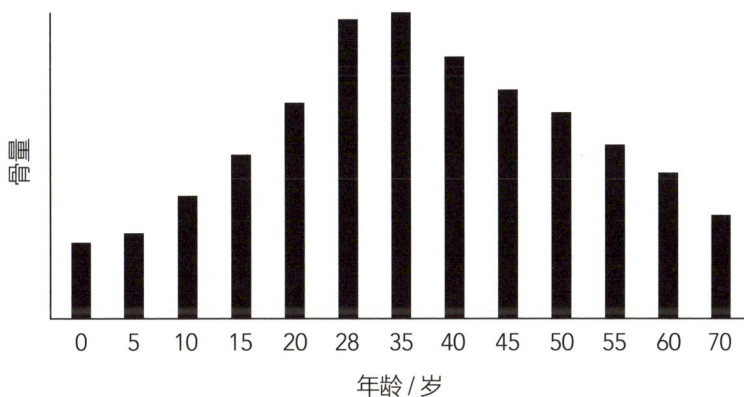

不同年龄段骨量变化趋势

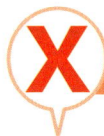

X 误区解读

只要运动我们的骨头就能变成"硬骨头"

运动与骨骼健康息息相关，但运动并非万能药。虽然运动确实能刺激骨骼生长，提升骨密度，令骨骼更加坚硬，但仅仅依靠运动并不能确保骨骼达到理想状态。运动的方式、强度和时间都是关键

因素，不当的运动方式甚至可能引发骨损伤。因此，在追求骨骼健康时，我们不仅要注重适当运动，还需要均衡饮食，确保钙和维生素D等营养素的充足摄入。同时，保持良好的生活习惯，如避免久坐、戒烟限酒，同样对骨骼健康至关重要。

小故事 **空间站宇航员骨量变化的"秘密"与启示**

中国空间站，又称天宫空间站，每年都会有宇航员进入天宫空间站工作，但宇航员在天宫空间站停留的时间都不会超过半年，这其实与太空微重力环境有关。在失重状态下，骨骼缺乏必要的重力刺激，使骨形成减缓而骨吸收加速，宇航员在太空中半年骨量丢失可达25%。这种情况也提醒我们，骨承受外力可促进骨生长，此外我们也需要保持健康的生活方式，包括合理饮食、规律运动和避免不良习惯，让骨头真正成为"硬骨头"。

运动能抗衰老，是真的吗

老李和老王是战友，因为年龄相仿，家住得近，二人时有往来。老李平时有跑步、打球的习惯，最近还喜欢上了街头健身，而老王平时不喜欢运动，在家哄孙女玩是他最大的乐趣。虽然年轻的时候看不出来，但随着年龄增长，近几年，老李愈发比老王显得年轻。老王最近常觉精力不比往日，抱孙女也偶感吃力，老李就劝他跟自己一起强身健体："运动能延缓衰老，健健康康、精力充沛地多陪孩子几年，多好的事！"

💡 小课堂

1. 人为什么会衰老

衰老是不可抗拒的自然规律，是许多病理、生理和心理过程综合作用的必然结果。提到衰老，就不得不提到生命"时钟"——端粒。端粒的缩短会导致染色体缩短、基因丢失，基因的衰老最终体现在细胞的衰老上，而细胞的衰老构成了宏观人体的衰老。

衰老会使生理功能减退，如心血管系统功能减退、呼吸器官老化，以及消化系统、运动系统和神经系统等的变化。衰老还会引起细胞、组织、器官等的形态变化，以及感觉器官功能和心理运动反应减退。

2. 运动是如何抗衰老的

抗衰老与机体的氧化应激和抗氧化系统的功能水平密切相关，适度运动有利于增强机体的抗氧化能力。长期的适度有氧运动有利于调节糖代谢，改善细胞线粒体的功能，减缓某些病理生理改变，改善细胞、组织和器官的功能。

运动能使免疫系统保持"年轻"，预防癌症，增强心肺功能。运动可以延缓白细胞内染色体端粒变短，维持白细胞正常功能。长期规律锻炼能使心脏的重量、容积增大，安静时心率变缓，心肌的室壁增厚，使每次收缩都强健有力。

运动有助于缓解压力，使大脑向身体发出生长信号，改善运动能力，提高思维活动和情绪控制能力。运动能促进身体分泌快乐因子，帮助保持积极乐观的生活态度，使精神面貌昂扬向上。

运动还能强化运动系统，增加肌肉弹性和骨骼韧性，改善或减轻骨质疏松症状。

知识扩展

1. 什么样的运动方式有助于延缓衰老

中等强度的有氧运动能提高机体的抗氧化能力。步行、慢跑等有氧运动有利于循环系统健康。长期有氧训练能改变抗氧化酶的适应性，增强机体抗氧化能力，促进自由基的消除，从而减轻自由基对机体的损害。

此外，抗阻训练有利于增强肌力，平衡训练能预防摔倒，灵活性训练使身体更柔韧。建议不要局限于一种运动类型，选择不同的运动方式能让身体得到更全面的锻炼，且更有趣味性，易于坚持。

2. 衰老的理论机制

细胞的正常代谢过程会产生自由基，紫外线、生活压力等外部因素也是自由基的一大来源，自由基累积对细胞和组织的损伤是衰老的一个重要机制。

除了自由基学说，目前还存在体细胞突变学说、生物分子自然交联学说、端粒学说、免疫学说和神经内分泌学说等，但引起衰老的机制尚未完全清楚。

✗ 误区解读

只要运动就有利于抗衰老

长时间的剧烈运动或力竭性运动会促使机体生成更多的自由基，引起抗氧化能力下降，反而可能导致机体损伤，不利于延缓衰老。

此外，还有许多其他因素也会延缓衰老进程。比如合理的饮食、均衡的营养，以及高质量的睡眠等都是延缓衰老的重要因素。

运动与性格塑造——一种不可忽视的联系

王教练对第一次看到汐汐的印象十分深刻。当时，王教练问她："小朋友，你喜欢不喜欢体操啊？"汐汐连话都没敢回，就害羞地跑开了。但是，汐汐妈妈看出了她对体操的热爱，给她报了名。第一次上课时，汐汐看着身边的小队友在场上做活动，自己却不敢上场，经过教练的一番开导，她开始勇敢地跟大家一起训练。随着时间推移，汐汐的动作做得越来越好，更值得注意的是她的性格也开朗了很多。练习体操一段时间后，第一次到训练场那个羞怯内向的样子已经不见了，取而代之的是一位活泼开朗的姑娘。

小课堂

1. 运动是塑造性格的重要方式

青少年时期是性格形成的关键时期，利用体育运动来塑造人的性格是最有效的手段之一。运动心理学研究证明，各项体育活动都需要较高的自我控制能力、坚定的信心、勇敢果断和坚韧刚毅的意志等心理品质为基础。因此，有针对性地进行体育锻炼，对培养健全的性格有特殊功效。儿童的性格主要是在游戏与运动中完成的，他们在游戏和运动中扮演角色，并通过规则经历竞争、合作、挫折、失败、成功，并体验帮助别人和受到帮助的乐趣，这是课堂和书本中难以体验到的。

2. 为什么运动可以改变性格

个体可以通过改变自己的行为来改变性格。因此，运动对性格的影响主要来源以下几点：①运动可以促进身体内多巴胺、血清素等神经递质的释放，这些神经递质可以提升个体的情绪和幸福感；②运动提供了一个情绪宣泄的出口，减轻压力和紧张感，从而增强个体的情绪调节能力；③有些运动需要团队协作，比如篮球和足球，参与团队运动能够培养个体的沟通能力和合作精神，促进社交互动，提升社交技巧和人际关系。

知识扩展

针对常见性格推荐的运动项目

（1）孤独、怪僻

推荐运动：推荐足球、篮球、排球、棒球、接力跑、拔河等团体项目。

推荐理由：这类运动项目的共同点是要求每一位成员互相配合、交流，强调团队精神，通过参加团体项目，可以增强自身活力和与人合作的精神，建立良好的人际关系。

（2）腼腆、胆怯

推荐运动：推荐选择溜冰、滑雪、拳击、跳马、平衡木等运动项目。

推荐理由：这些运动项目要求参与者不断克服摔跤、跌倒等带来的心理畏惧，以勇敢无畏的精神去战胜困难，挑战自我。

（3）优柔寡断

推荐运动：推荐乒乓球、网球、羽毛球、拳击、跨栏、跳高、跳远、击剑等项目。

推荐理由：这些运动项目需要个体快速地做出反应，采取应对措施对抗对手或迅速做出判断，因此能帮助个体增强果断的个性。

（4）急躁易怒

推荐运动：推荐太极拳、瑜伽、游泳、慢跑、长距离步行以及骑自行车等项目。

推荐理由：这些运动项目需要耐心和毅力，因此可以帮助个体增强自我控制能力。

（5）容易紧张

推荐运动：推荐足球、篮球、排球、棒球、射击、射箭等运动。

理由：这类运动项目需要参与者保持沉着冷静的心态，才能从容应对。因此，长期从事此类项目可以帮助缓解紧张情绪。

✗ 误区解读

运动对成年人性格没有什么影响

这种说法是不正确的。英国作家加洛特说："性格，既不坚固也不是一成不变，而是活动变化着的。"性格是环境的产物，而运动不仅能够在改变人的性格方面发挥实质性作用，甚至可能对其产生决定性影响。每一次运动都可以增加注意力、意志力和自信心，长此以往，会对性格产生影响。因此，即便是成年人，也可以通过运动来对性格产生积极的影响。

运动竟是镇痛秘方——忍痛不如动起来

小王是公司白领，每天要在电脑前工作8小时，回到家里便开始报复性休息，躺着玩手机直到入睡。入职不到两年，小王开始觉得颈部、腰部、膝盖酸痛，疼痛时轻时重。小王疑惑地咨询医生，为何没扭到也没受伤，这些部位还会酸痛呢？康复科的医生告诉小王，长期坐着或躺着不动看似是一种休息，但缺乏运动会导致肌肉紧张或废用关节退变。在医生的指导下，小王开始调整坐姿、规律运动，半年后果然颈腰痛、膝痛都缓解了不少。

💡 **小课堂** ● ● ● ● ● ● ● ● ● ● ● ● ● ● ●

1. 运动缓解疼痛，具体应该怎么做

运动是镇痛良方，但并非所有疼痛都能通过运动缓解，选对方法最重要。首先，合理的运动能够缓解颈腰部退行性改变、肩周炎、膝骨关节炎等引起的疼痛。建议患者在医生诊断后，在专业的康复师指导下进行相关运动训练。

安全、科学的运动指导应充分考虑运动形式、运动强度和运动频率等因素对疼痛的影响，遵循循序渐进的原则。不同年龄段人群要结合各自身体情况，进行适合自己的锻炼，老年人或先前没有运动习惯的新手开始锻炼时不宜强度过大，要做好热身，避免运动损伤。如果运动后疼痛反而明显加重，建议立即暂停运动，明确原因后再行运动锻炼。

2. 哪些情况下的疼痛，不适合通过运动缓解

不是所有疼痛都适合通过运动缓解。疼痛有时候是身体给我们发出预警信号，切莫忽视。当骨骼肌肉系统出现紧急或严重病变时，例如出现急性炎症、感染、肿瘤、血液循环障碍、神经卡压综合征或其他系统性疾病等，盲目运动反而可能加重病情。一旦怀疑存在上述情况，需要及时就医，由专业医生帮助明确诊断。

知识扩展

1. 长期忍痛，可能给身体带来哪些伤害

长期慢性疼痛对于身体的负面影响不可忽视。长期忍痛的危害除了会带来生理不适以外，还可能导致中枢神经系统痛觉敏化的发生，这时候即使伤口已经愈合，人也会感觉到持续的痛感。此外，在慢性疼痛的持续困扰下，还可能带来焦虑、抑郁、睡眠障碍等一系列身心健康问题，导致生活质量严重下降。

2. 运动镇痛的同时还可以进行哪些处理

以久坐引起的腰背痛为例，在配合运动锻炼的同时，还要注意在日常生活中调整体态和姿势。例如，坐姿、站姿要端正，选用符合人体工学的舒适座椅和床垫。运动后还可以在专业医生的指导下配合物理因

正确坐姿

子治疗，如电疗、磁疗和热敷疗法等，以改善血液循环、加速机体功能恢复。

误区解读

1. 运动会造成关节过度负荷，保护关节要静养

静养才能保护关节的说法是一种偏见。关节软骨的营养依赖于关节滑液的分泌和流动，帮助关节润滑。而长期制动可能带来严重的关节软骨退变问题，还可能造成关节周围韧带强度下降、易断裂，肌肉萎缩、动态稳定性不足等问题。所以，适当运动反而有助于减轻疼痛。

2. 运动第二天反而觉得浑身酸痛，是不适合运动的表现

这种说法是不正确的。相对剧烈运动后第二天发生浑身肌肉酸痛的现象，可能发生了延迟性肌肉酸痛，一般在锻炼 24 小时后出现，这是一种正常生理现象。延迟性肌肉酸痛的产生是由于运动中肌纤维反复拉长所引起炎症或微小损伤，需要在运动前后合理膳食，妥善安排放松和休息，加快肌肉修复速度。

运动不设限，居家也能练

小丽是一名年轻的都市白领，在繁忙的工作之余，她每周去健身房三次。健身帮助她塑形，拥有窈窕的身姿，并且让她头脑保持清醒。但是最近公司业务发展方向改变，工作繁忙，每次到家都已经晚上 9 点多，更别说去健身房了。这样持续了一个月，小丽都有了小肚腩，脸也圆了一圈。没有运动分泌的多巴胺，她感觉这一阶段自己的心情也常常郁闷低落、频频失眠，她急需运动帮助她缓解工作中的疲劳。小丽将这件让她苦恼的事情告诉了她的同事小张，小张告诉她，虽然公司事务繁忙，但是他运动从来不给场地设限，在办公场地、在家里，无论在哪里他都能找到合适的方式，进行有效的微运动锻炼。小张将自己的居家运动宝典告诉了小丽，小丽也开始了居家运动。慢慢地，微笑再一次出现在小丽的脸上，小肚腩也和她说了再见。

小课堂

1. 居家可以做什么运动

（1）有氧操：有氧操深受白领等年轻女性的喜爱。许多博主在网上直播健身操教学引起全民跟跳健身操热潮，还有一些博主在视频频道上传自己的健身操视频，方便大众跟着反复训练。只要前后左右各有大约一臂距离的空间，就可以进行有氧操运动。这项运动一般会将心率维持在相对较高的水平，达到减脂、提高心肺功能的作用。

大体重的人群长时间跳操会造成下肢关节压力过大，可能会造成损伤，因此建议此类人群减少跳跃类有氧操运动。

（2）八段锦、五禽戏、太极拳等中医导引养身操：各类传统功法是我国几千年文明传承下来的优秀运动。由于传统功法普遍需要结合各类站姿完成相对稳定和有控制的全身运动，因此对于改善下肢力量和平衡能力、身体协调性都有着良好的效果，柔和缓慢的训练动作和相对较低的运动强度也更适合中老年人进行居家运动。

（3）自重训练：自重训练是一种利用自身体重作为阻力进行锻炼的方法，模仿了日常生活中的许多动作，可以提高功能性力量和运动能力。它的优势在于不需要任何特殊的设备，可以在任何地方进行，并锻炼到全身的肌肉群，提高整体的身体力量和稳定性。作为一种偏向于无氧的训练方式，自重训练可以按照常规的每个动作几组、一组几次进行，并在组间保证充足的休息时间。

常用居家
锻炼方法

2. 特殊人群居家运动需要注意什么

（1）慢性疾病人群居家运动注意事项：由于居家运动缺少专业的运动医务监督，所以需要尽可能保证特殊人群的安全。建议高血压、糖尿病、慢阻肺等慢性疾病患者要遵循医生的关于如何运动的建议，且需要结伴运动，以防万一。建议糖尿病患者随身携带糖饮料或者果糖。建议心脏疾病患者随身携带硝酸甘油，以防心绞痛的发生。建议呼吸道疾病患者要选择空气清新、没有污染的地方进行锻炼，有必要可携带支气管扩张药物。慢性疾病人群运动的时间不宜选择太冷的冬天清晨和夜晚以及太热的夏季中午。

（2）儿童居家运动注意事项：儿童天性活泼好动、好奇心强，但危险意识差。儿童运动最常见的伤害类型包括跌落、碰撞等。在安排儿童居家运动时，安全是最重要的。成年人需要对儿童进行看护，创建安全的环境和防范措施，比如居家环境的桌角装上防撞保护套。

知识扩展

如何选择适合的居家运动

居家运动有如此多的种类，应当如何做选择呢？在运动的选择方面，每个人都需要根据自身的情况、训练目标和个人爱好做出判断，选择最适合自己的运动。例如针对希望控制体重且喜欢律动感强的运动的中青年人群，可以选择有氧操；针对老年朋友，柔和缓慢的传统功法是非常好的选择，不会因为过大的运动强度增加身体的负担，也可以有效地提高力量、平衡和协调能力，改善日常功能并预防跌倒；而对于希望塑形并提高自身运动能力的人群，自重训练是一个很好的选择。

传统运动的益处和注意事项有哪些

公园里有很多人在打太极拳，也有人在站桩，还有人在练习易筋经，好不热闹。打太极拳的老王对大伙说："这套拳下来身体特舒服，非常健身，大家都来做啊！"旁边的青年忍不住笑道："这些都是老年人运动，不适合我们这些年轻的。"站桩的老李马上道："我前段时间打太极拳膝盖特别痛，还是来站站桩吧。"旁观的老赵听了摇头道："站桩我膝盖也痛，不过站得高一些就不痛，但不知道这样有没有效果？"拉筋的老张笑道："你们那是筋太硬太紧啦，赶紧练练易筋经吧。"到底谁说的是对的？

小课堂

1. 传统运动有哪些益处

中国自古以来就重视运动养生，传统运动疗法种类繁多，门派各异，各有特色。我国民间流传的有很多，如太极拳、八段锦、五禽戏、内养功、易筋经等。现代科学研究证明，传统运动疗法对人体器官功能的有利作用：①可促进血液循环，改善大脑的营养状况，促进脑细胞的代谢，使大脑的功能得以充分发挥，从而有益于神经系统的健康，有助于保持旺盛的精力和稳定的情绪；②使心肌发达，收缩有力，增强心脏的活力及肺脏呼吸功能，改善末梢循环；③增加膈肌和腹肌的力量，促进胃肠蠕动，防止食物在消化道中滞留，有利于消化吸收；④可促进和改善体内脏器的血液循环，有利于脏器的生理功能；⑤可提高机体的免疫功能及内分泌功能，从而使人体的生命力更加旺盛；⑥增强肌力，使人动作灵活轻巧，反应敏捷、迅速。

2. 传统运动伤膝盖吗，注意事项有哪些

经常有朋友会咨询扎马步、太极拳是否伤膝盖，有的人甚至出现疼痛。太极拳是一种具有功能锻炼作用的传统训练方式，而对于膝关节并不会产生太大的应力负荷，不会使软骨出现损伤，太极拳对于改善整体的柔韧性，循环代谢水平还有一定的好处。因此适度地进行太极拳锻炼，对于膝关节的损伤不会加重，反而会有一定好处。但当患者出现膝关节损伤，在急性期时应当多卧床休息，减少运动锻炼。此外，锻炼时应该时刻注意是否存在疼痛，如果出现疼痛，应该及时停止锻炼。这里给大家一些小建议，在一开始锻炼的时候，下蹲的动作可以蹲得浅一些，扎马步时身体不要太低，避免膝盖超过脚尖。此外，膝关节出现卡顿（如半月板损伤）的患者要避免膝盖旋转、下蹲动作，以及盘腿打坐、单膝跪地等动作都需要避免。

知识扩展

1. 运动中为什么要有静态动作，有什么作用

传统功法里有很多静态动作，与瑜伽、普拉提中的静态动作有

类似的作用，静态动作能充分锻炼我们的肌力、耐力，是一种对空间、器械要求不高的运动方式，也是一种安全的运动形式。同时有很多动作属于静态牵伸的类型，最突出的就是易筋经，其动作要求上下肢与躯体充分伸展，目的是通过抻筋拔骨，进而调节脏腑功能，畅通气血，强身健体。现代运动医学表明，通过充分的肢体屈伸，牵伸骨关节及其周围软组织，提高肌肉、肌腱、韧带等软组织的伸展性，以及骨关节的柔韧性、灵活性。

2. 为什么静态牵伸要维持在伸长位停一会儿

这是由于在身体拉长的时候，肌肉也会变长，如果速度快、幅度大就更容易拉伤。身体有个"侦察小队长"的角色叫肌梭，当身体被拉长时，它会敏锐地察觉到，同时提高警惕"可能有点危险，还是先让肌肉收缩防御一下，看看情况再说"，所以肌肉就紧张了。身体还有一个"后勤部长"的角色叫高尔基腱器，当我们的身体停止不动数秒钟，肌肉不再变长时，它会想"静止这段时间是安全的，那么就别再较劲了，省省能量和体力，让肌肉放松一下吧"，所以我们就感到放松了。

但是通常拉伸 10 秒的时间是不够的，这是为什么呢？因为我们肌肉还穿着一身紧身衣，就叫筋膜。想要脱掉紧身衣肯定更费时间，有研究表明筋膜放松大约需要 1 分钟，所以需要专门做拉伸，静止维持更长的时间才能更加放松。

因此，只有动静结合，才能有效放松我们的身体。正所谓动中有静，动静结合，充分体现了辩证哲学的思想。

✗ 误区解读

1. 传统运动是老年人的专属，不适合年轻人

人们可能对传统运动有一些思维定式，认为动作慢只适合老年人，其实传统运动适合各个年龄段的人，对身体健康有很多益处。是否适合传统运动及个性化调整依据的是关节状态，而非年龄。

2. 传统运动伤膝盖

这个情况因人而异，如果关节状态良好，肌力也强大，那么下蹲姿势比较多的这类运动都是可以正常完成的。但如果膝关节已经出现了疼痛、卡顿，就需要在避免出现疼痛的角度进行，往往是微微屈膝的这种浅蹲，同时尽量避免旋转、扭转膝关节的动作。这样经过个性化调整再参与中医运动就会比较安全还能达到健身效果，比单纯静养休息更利于健康。

3. 静态锻炼没有用，浅蹲也没有用

传统功法有很多静态动作，用现代医学分类大致可分为静态肌力训练和静态牵伸，分别可以有效增加肌力、改善柔韧性，并且最突出的特点就是不容易引起组织损伤。即便是小幅度的运动训练，对身体也是有益的，尤其对老年人，强度调整低一些，时间长一些，只要感到肌肉酸累，就能达到锻炼效果。

答案：1. C；2. B；3. √

健康知识小擂台

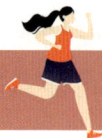

单选题：

1. 长期适度有氧运动的益处不包括（　　）

  A. 调节糖代谢

  B. 改善细胞线粒体的功能

  C. 治疗癌症

  D. 改善细胞、组织和器官的功能

2. 应该避免或谨慎进行运动的疾病是（　　）

  A. 高血压　　　　　　　B. 严重炎症

  C. 糖尿病　　　　　　　D. 轻度腰肌劳损

判断题：

3. 运动可以提升个体的情绪状态和幸福感。（　　）

运动有什么用
自测题
（答案见上页）

怎么运动
才有用

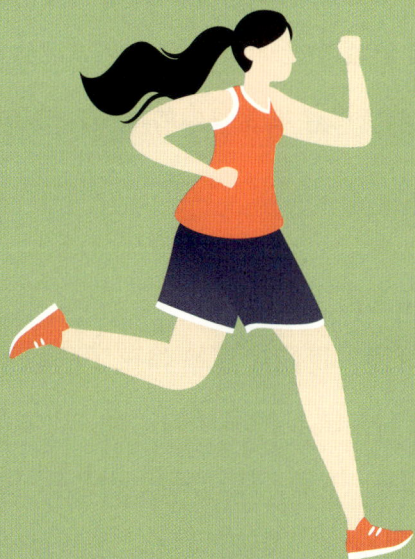

随着人们生活水平的提高，接触到的运动类型多种多样，如何选择适合自己的运动成了一大难题。运动装备如何选择，哪种场地可以避免或降低运动损伤的发生，不同天气状态应如何进行运动，运动前中后如何补充能量，女性特殊时期如何运动等成为人们关心且亟待解决的问题。本章将对以上问题进行——解答，告诉大家怎样运动才更有效。

运动不跟风，适合才管用

王阿姨最近"跟风"，开始练普拉提。第一天上课后，王阿姨感觉自己累极了，但是为了像宣传视频里那样优雅，第二天她依旧坚持上课了。但王阿姨上完课后突然感觉到腰部痛得厉害，活动困难。去医院检查后，诊断为腰椎骨折。医生跟王阿姨解释，她年纪大且有严重骨质疏松，普拉提对力量、柔韧要求高，可能因某个动作过度伸展导致骨折，加上疲劳训练更易受伤。王阿姨听了悔不当初，应该选择适合自己的运动，循序渐进增加强度。

小课堂

1. 什么运动适合儿童青少年

在儿童青少年阶段，我们应该培养孩子的运动兴趣，养成热爱运动的好习惯，让他们尝试多种多样的运动，比如游泳、跑步、挥拍运动、球类运动、舞蹈、体操，从而刺激身体不同部位的肌肉，增强力量、速度、耐力、灵敏性、柔韧性等多维度的身体素质。同时，运动还可以促进儿童青少年的大脑以及神经内分泌系统等的发育。

2. 什么运动适合中青年人群

只要找到自己的兴趣所在，18～64 岁的健康中青年人群可以有多样的选择。我们推荐每周进行 150～300 分钟的中等强度运动。中等强度指运动时呼吸急促、不能唱歌但可以说话的程度。随着年龄增长，可以适当控制运动强度，选择一些更加安全的运动方式，比如慢跑和广场舞等。

3. 什么运动适合老年人

对于老年人来说，我们推荐多种运动相结合的运动模式，包括有氧运动、抗阻训练和柔韧性运动。有氧运动可以提高我们的心肺能力和肌肉耐力，抗阻训练可以提升我们的肌力，柔韧性运动可以拉长我们的筋。俗话说，"筋长一寸，寿延十年"。筋拉长了，我们的柔韧性就好了，良好的关节和肌肉柔韧性可以有效降低跌倒的发生风险，而跌倒是我国老年人最常见的致死原因。

有氧运动可以选择快走、跳广场舞、打太极拳、游泳等。对于有下肢骨关节病的老年人，固定式的功率自行车和水中运动是更好的选择。抗阻训练可以在家中通过进行一些哑铃举重和静蹲等肢体功能锻炼实现。对于有骨质疏松的老年人，做一些适当强度的抗阻训练可以减少骨折的发生风险。柔韧性运动可以选择肢体的拉伸、瑜伽等。

知识扩展

不同年龄阶段儿童青少年的运动选择

（1）针对 2 岁以下的儿童，推荐每天与看护人进行各种形式的互动式玩耍，包括骑大马、俯卧够玩具、钻洞游戏等。能独立行走的儿童，建议每天进行至少180分钟的身体活动。

（2）针对3~5岁的儿童，推荐进行每天至少180分钟的身体活动，包括60分钟的玩耍时间，多做户外运动。在这一阶段，尽量不要让孩子去做长时间的耐力训练，比如2千米以上的跑步等。该年龄段儿童的呼吸系统、循环系统、肌肉系统等还没有达到正常水平，可能不足以支持其完成长时间运动的能量消耗。

（3）针对6~17岁的青少年，推荐每天进行60分钟中高强度身体活动，以户外活动为主。不建议青少年在12岁以前做专项性训练，过早地进行单一的技能动作的重复练习容易引起局部肌肉韧带关节的劳损。

优选运动场地
——解锁你的运动场地选择之道

小李是一名跑步爱好者，起初总在水泥地上跑步，结果一段时间过后膝盖疼痛不已。上医院康复科就诊，医生在认真评估过后，指出小李选择的场地可能出错了，建议他改在橡胶跑道上跑步，能够减少关节冲击，还可以提升了跑步速度。现在，小李每次跑步都感到轻松愉快，膝盖的疼痛也逐渐消失了。

💡 **小课堂**

1. 科学运动和场地选择

选择合适的运动场地，不仅可以提升运动效果，还能减少运动中可能出现的意外伤害。对于有氧运动，选择平坦而且地面较为柔软的场地可以减少对关节的冲击，降低受伤风险。例如，跑步时选择跑道或者公园内的平整小径比选择硬地路面更为合适。球类运动需要相对平整和硬实的场地以确保球的反弹和运动时的灵活性。例如，篮球场地的地面应当平坦无障碍，并具备良好的球场标准弹性，以确保球类运动时的安全。地形适中、道路清晰的山地或森林小径是野外徒步运动的最佳选择。这些场地既能提供挑战性的地形和自然景观，又能为运动者提供足够的安全保障，避免在复杂环境中发生意外。

2. 如何判断是否选择了正确的运动场地

选择正确的运动场地不仅关乎运动效果，还涉及运动安全和个体舒适度。在选择运动场地时，首先要进行安全性评估。考虑场地的整体环境、地面的平整程度、有无障碍物等因素，以避免因场地问题导致的意外伤害。运动场地应当与个人的健康状况和运动技能水平相匹配。例如，新手不宜选择复杂的地形进行登山或者选择高难度的跑步路线，而应选择相对平坦和安全的环境进行适应性训练。对于特定运动项目，尤其是竞技性和高强度运动，建议咨询专业运动教练或医学专家的建议，他们能够根据个体情况提供最适合的运动场地和训练方案，确保运动的有效性和安全。

知识扩展

1. 不同运动项目对场地表面的要求

不同的运动项目对场地表面的要求各有不同，这不仅影响到运动表现，还关乎运动员的安全。例如，跑步和田径运动通常需要在合成橡胶或塑胶跑道上进行，这种表面提供了适当的弹性和缓冲，能够减少对关节的冲击力，降低受伤风险。与之相比，足球和橄榄球更适合在草地上进行，天然草地可以提供良好的抓地力，同时具有一定的缓冲效果，减少滑倒和扭伤的风险。了解这些差异，对于运动员选择合适的场地进行训练和比赛至关重要。

2. 场地环境因素对运动表现的影响

不同的环境因素如温度、湿度、海拔高度等也对运动表现有显著影响。例如在高温高湿环境下运动，更容易出现疲劳和脱水现象，影响运动表现并增加中暑风险。因此，在比较极端的环境下进行运动时，应特别注意补水和休息，选择早晨或傍晚温度较低时段进行训练。此外，一些运动选择场地还需要考虑风速和风向，尤其是飞盘、羽毛球等对风向敏感的项目。

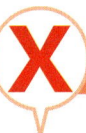

✗ 误区解读

1. 运动场地硬比较好

并非如此！事实上，长期在硬地面上运动可能会增加关节和骨骼的冲击力，进而导致运动损伤的风险增加。柔软且具有一定弹性的地面（如橡胶跑道或跑步机）能够有效减少对关节的冲击，降低运动伤害的发生率。这类地面能够提供良好的吸震效果，减少运动过程中对身体的不利影响。

2. 随意选择户外运动场地不影响运动效果

谨慎！运动场地的选择对户外运动的效果和安全性有着重要影响。例如，在登山或徒步旅行中，选择适合技术水平和健康状况的地形至关重要。过于崎岖或陡峭的地形可能增加摔倒和滑倒的风险。此外，环境因素如气候、天气条件和空气质量也会直接影响户外运动的舒适度和效果。良好的环境不仅能增强运动的愉悦感，还能有效提升运动的持久性和效率。

运动装备，不选贵的，只选对的

小杨最近开始了网球运动。俗话说得好，"兵马未动，粮草先行"，小杨配备了全套的网球装备，包括网球鞋、运动服和网球拍，同时为了能预防可能出现的各类伤病，小杨还购买了护腕、护肘、护膝和护踝。第一次网球训练时，他发觉这些护具让各个关节的活动非常不灵活，甚至会妨碍自己正常的运动。网球教练也发现了小杨的问题，让他摘掉了所有的护具并向小杨讲解了不同护具的作用和应用场景，还教给她几个针对性的损伤预防动作。至此，小杨开始了自己的网球训练。

1. 常见的运动装备都有哪些

　　根据运动的不同，运动装备也会有很大的区别，例如球类运动都会有各种形状和大小的球，挥拍类运动会使用不同的拍子……这些专项运动装备的材质、工艺往往对运动表现都有着巨大的影响，但对于单纯想参与到这项运动的入门人群而言，并没有什么太大的区别。一般情况下，基础的运动装备主要包括运动服、运动鞋和运动护具。不同的运动对于运动鞋和运动服的要求存在着区别，例如篮球鞋需要有更好的脚踝保护性和缓震能力，长跑鞋则需要更轻、更好的推动性和足部支撑能力，足球鞋则需要极致的抓地力和足部包裹保护能力；运动服则会根据不同运动对身体的暴露程度、包裹性和保护性改变，尤其是女性的运动内衣，也会根据运动强度的不同提供不同的支撑性。运动护具则会根据保护的关节部位和保护所需的强度不同使用不同的形状和材质，并根据运动特点满足不同的需求。

2. 怎么选运动装备

　　很多"装备党"都会在运动前为自己选择一套最炫酷、拉风的运动装备，例如限量版的球鞋、拥有先进科技的运动服和全套的运动护具。但是，这些装备真的有意义吗？以跑步为例，一双拥有超强缓震的碳板跑鞋对于一个入门级跑者可能是一个累赘，由于足踝力量不足，对这位跑者来说碳板跑鞋不仅没办法发挥出碳板的杠杆推动效果，反而可能因为过软的缓震导致跑者扭伤脚踝；虽然一套超级轻便的跑步服可以减轻跑者的自重，但对于单纯跑步而非冲击个人最好成绩（personal best，PB）的跑者而言完全没有意义。当然，在经济能力可以承受的情况下，每个人都有选择自己心仪运动装备的权利，但单纯从运动角度出发，只要运动装备能满足该项运动最基础的需求就足够了，例如一双简单轻便、支撑能力好的跑鞋，一身轻便透气的运动服。

知识扩展

为了避免损伤或损伤的再次发生，是不是一定要使用运动护具

各类运动护具的作用原理其实就是在模拟和代偿关节自身的保护机制，例如护膝就是在模拟和代偿关节囊、关节周围的韧带和肌肉对于关节的包裹和保护作用。当关节出现损伤后，为了避免在剧烈运动时再次发生类似损伤，运动护具是必需的。同时一些运动为了防止剧烈冲击时伤害到关节和头部，也会强制性使用一些运动护具，例如美式橄榄球运动员的头盔和护肩。但是，如果当前运动不太剧烈，例如日常的体能训练和专项训练，就不建议过度依赖护具。因为过度依赖护具会使那些本该为关节提供保护的肌肉松懈下来，并导致训练时无法提高这些肌肉的功能，从而损伤增加。

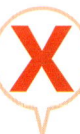

X 误区解读

运动鞋的鞋底越软越好

这种说法是不正确的。随着材料科学的发展，现今的运动鞋缓震科技日新月异，各大厂商争先推出缓震效果卓越、脚感柔软舒适

的运动鞋。但是，真的是缓震效果越好、脚感越柔软的运动鞋越好吗？或许在刚刚穿着鞋底柔软的运动鞋时，你会感觉到非常舒服，但这只是自身感觉的假象。一方面，过于柔软的鞋底会导致足部应力不稳，容易诱发踝关节扭伤；另一方面，良好的缓震在减少地面的反作用力的同时，也影响了运动表现。因此，与其选择一双大底柔软的运动鞋，拥有良好足弓支撑、缓震适中且更加贴地的运动鞋才更加符合足部的功能特点。

告别躺平第一步
——制订属于自己的运动计划

李先生长期坐办公室，工作压力大，久而久之，身体逐渐发胖，体检报告也开始亮起红灯。李先生意识到，是该告别"躺平"的消极生活方式了，于是他开始跟着网络视频锻炼，也照搬朋友的运动计划：每天跑5千米，做100个俯卧撑。李先生尝试了几天后，却发现身体吃不消，不仅肌肉酸痛，还因为过度疲劳而影响了工作。他来到医院咨询，康复科医生告诉他，运动计划一定要根据身体状况、运动目标和兴趣爱好来制订，不可盲目跟风；并为李先生量身定制了一份适合他的运动计划。调整后，李先生觉得自己越来越有活力，精神状态也好转不少。

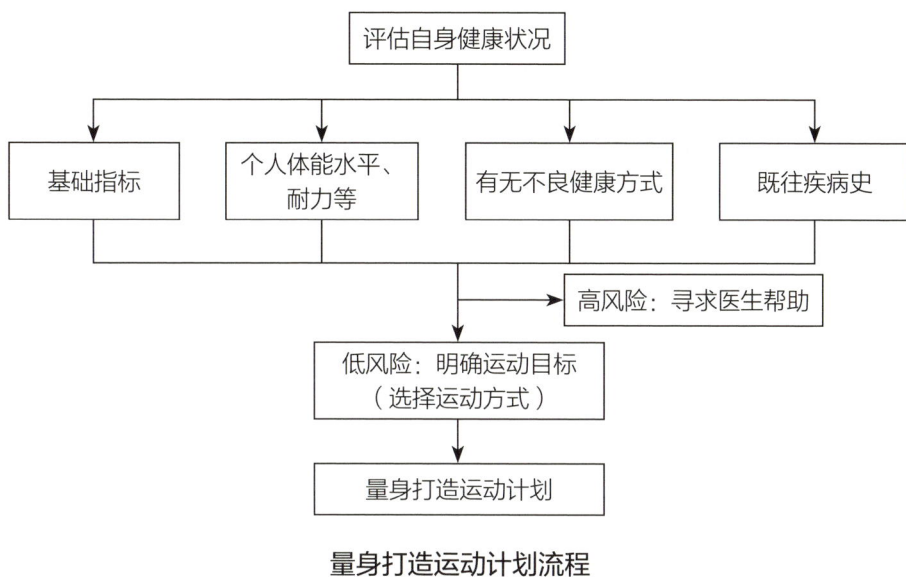

量身打造运动计划流程

💡 **小课堂** •

1. 开始运动前，先了解自己

在制订个性化的运动计划之前，一个至关重要的步骤是深入了解自己，这包括自己的健康状况、既往疾病史以及明确的运动目标。

健康状况：不仅包括年龄、体重、心率、血压、血糖、体脂率等基础指标，还包括个人的体能水平和耐力。此外，还要审视自己是否有不健康的生活方式，如静坐少动、抽烟饮酒、熬夜等。这些都是我们制订运动计划的基础。

既往疾病史：既往疾病史对于制订安全的运动计划至关重要。某些疾病，如心脏病、骨折、关节炎等，可能会限制某些类型的运动。仔细回忆自己既往是否有过受伤史，如崴脚、外伤等，以及身体的疼痛情况和手术史。

运动目标：不同的目标需要不同的训练方法和强度。减重和增肌的运动方式侧重就完全不同。此外，运动目标还应与个人的生活方式和工作需求相匹配。例如，长时间伏案工作的人，其运动计划中可能会加入更多的伸展和放松练习，以缓解肌肉紧张和预防颈肩疼痛。运动计划还应该兼顾兴趣爱好，尽量选择自己喜欢和擅长的运动方式。

运动前自我
评估方法

2. 运动计划都包括哪些内容

一次完整的运动训练应该包括：热身、有氧运动、抗阻运动（即力量训练）、神经动作练习（包括平衡、协调、灵敏性和本体感觉等控制性练习）和整理活动、拉伸。

知识扩展

想要减重、增肌应该怎么运动呢

如果目标是减重，运动计划通常会侧重于有氧运动，如慢跑、游泳或骑自行车等，这些运动有助于提高心率，加速脂肪燃烧。此外，高强度间歇训练（HIIT）也是一个非常有效的减重方法，它能在短时间内快速提高心率，并在运动后的几小时内继续燃烧卡路里。此外，减重处方也应该包含一定的力量训练，以增加肌肉量，从而提高基础代谢率，进一步提高减重效果。

如果目标是增肌，那么力量训练就会占据更大的比重。包括自由重量训练、器械抗阻训练或者自重训练等。这些训练能够有效地刺激肌肉生长，并增强肌力。同时，在增强肌力的运动计划中也会包含适量的有氧运动，以提高心肺功能，促进身体恢复。

误区解读

1. 照搬他人运动大法，我也能变身健身达人

很多人看到别人的健身成果，便想直接照搬其运动计划，以期达到相同的效果。然而，每个人的身体状况、运动经验、健康情况和个人目标都不同，因此直接复制他人的运动计划有可能起到反作用。照搬可能导致运动强度不匹配、运动类型不吻合，甚至忽视个人特有的健康状况。为了安全和效果，应根据自身情况制订个性化运动计划，并咨询专业教练的建议。记住，适合自己的才是最好的。

2. 运动计划可以"一劳永逸"

身体状态在变，运动计划怎能一成不变？随着身体状况的改变和运动水平的提高，原先的运动计划可能已经不再适合。此外，长期执行相同的运动计划，也可能导致身体适应，从而影响锻炼效果。可以定期评估自己的身体状况和运动效果，根据实际情况调整运动计划。女性在制订运动计划时，还需要考虑生理周期等特殊因素。

食物满足味蕾，运动战胜劳累

　　小明打算跑步减肥，于是便选择了空腹跑步，起初状态良好。但渐渐地，他的心率开始加快，额头上渗出了细密的汗珠，视线也开始模糊。他试图放慢脚步，但身体却像不受控制一样，越来越虚弱。这时同行伙伴小王递给小明一颗糖果说："你这是运动性低血糖的症状，吃点糖能缓解一下。"李明接过糖果，放进嘴里，顿时一股甜蜜的滋味涌上心头。他感到身体正在慢慢恢复，视线也清晰了许多。

小课堂

1. 什么是运动性低血糖

　　运动性低血糖是指在运动过程中或运动后，身体对血糖的消耗增加或糖原补充不足导致血糖水平显著下降，进而引发的一系列不适症状，如头晕、乏力、出汗、心悸等。

2. 运动性低血糖的症状有哪些

　　运动性低血糖的症状主要包括：血糖下降时，大脑可能无法获得足够的能量，导致头晕或眩晕感；全身会出现无力感，肌力下降，无法持续现有的运动状态；在额头、背部和手掌等部位会伴随着细微的汗珠；心率加快，会感觉到心慌或心搏不规律；即便刚进行糖原的补充，也可能会感到强烈的饥饿感；而且血糖水平下降，眼球的晶状体可能无法正常工作，导致视力模糊。如果低血糖持续时间较长，身体会出现更严重的神经系统症状，如意识模糊、昏迷等。

3. 运动性低血糖是如何发生的

运动性低血糖的产生首先是饮食因素，如果运动者在运动前没有进食或进食不足，胃肠道中没有足够食物给身体提供运动过程中需要的能量，从而导致血糖水平降低，出现运动性低血糖。其次是运动量因素，当机体长时间处于高强度运动状态中，会消耗大量能量，而体内储存的糖分比较有限，在大量消耗后，如果无法及时补充，会影响身体的正常代谢，从而出现运动性低血糖。最后是精神因素，如果运动中精神比较紧张，可能会导致交感神经兴奋，引起中枢神经系统紊乱，从而影响体内的血糖情况，导致运动性低血糖。

知识扩展

1. 如何避免出现运动性低血糖

要避免出现运动性低血糖，首先要保证运动前有足够的碳水化合物摄入，在运动前 30 分钟适当补充简单碳水化合物，如水果、面包、运动饮料等，尽量不要在饥饿状态下进行运动，尤其是将要进行高强度或长时间的运动时。

其次，要制订科学合理的运动计划，根据自身当前的体质和体能选择合适的运动强度和时间，不要盲目追求大运动强度或长时间运动，对于刚开始运动或长时间未运动的人来说，应逐渐增加运动量，让身体慢慢适应，避免过度运动导致能量消耗过大。

最后，在运动中应随身携带一些可以快速升高血糖水平的食品，如糖果、巧克力、运动饮料等。

2. 运动后如何补充能量

运动后补充能量对于身体的恢复和肌肉的生长至关重要。首先，要补充碳水化合物，因为它们是恢复肌肉糖原的主要来源。尽可能在运动后的 30 分钟内摄入足量的碳水化合物，这可以加速肌肉糖原的恢复。其次，要补充蛋白质，因为蛋白质是肌肉生长和修复所必需的营养素，运动后 2 小时内摄入蛋白质可以有效促进肌肉的合成和恢复。最后，可以适当地补充水分和电解质。运动饮料、椰子水、淡盐水等都是良好的选择，它们不仅含有水分，还含有电解质，有助于维持身体的电解质平衡。

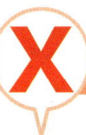

✕ 误区解读

减肥期间不能吃主食

减肥时避免摄入碳水化合物是一种常见的减肥方法，这通常被称为低碳水化合物饮食减肥法。低碳水化合物饮食减肥法的减肥原理是通过限制碳水化合物的摄入量，迫使身体进入酮症状态，从而促使身体开始燃烧脂肪以获得能量。这种方式可以导致体重快速减轻，尤其是在初始阶段。但是这样的饮食结构也会产生很大的副作用，比如：限制碳水化合物摄入可能导致能量不足，引起疲劳感和头晕；膳食纤维摄入减少可能导致便秘或消化不良；过度限制碳水化合物摄入可能导致身体从肌肉中获取能量，导致肌肉量损失。

减肥期间可以吃主食，但要注意主食的摄入量，主食选择以粗粮或杂粮为主、避免高油高脂的主食，搭配其他食物以及注意饮食结构，这样可以更好地实现减肥目标。

运动前热身最需要知道的硬核知识

小李因为工作原因，经常久坐少动。周末她找了网上很火的减肥操视频，但未热身就开始跟练。练到高抬腿动作时，她发现很难抬到视频里一样的高度，于是跟着节奏使劲抬了一下，大腿落下的瞬间感受到一阵疼痛。小李赶紧停下来休息，但不能缓解。去医院检查后，被诊断为髂腰肌轻度拉伤，嘱48 小时内冰敷，休息 1～2 周。医生强调运动前要做好热身，不可操之过急。练一次休两周，小李痛定思痛，决心要学习如何专业热身，做一名科学的"运动女孩"。

小课堂

1. 为什么运动前需要热身

进行热身的目的是唤醒肌肉、关节，调动我们的神经系统、心血管系统和呼吸系统为运动做准备。热身活动可以提高体温，从而产生一系列益处：使肌肉弹力十足，缓解肌肉僵硬问题；给肌肉更多能量和氧气供应，加速身体代谢，让运动事半功倍；提高神经系统的兴奋性，改善运动表现等。最重要的是，通过快速的热身活动，再逐渐增加运动强度，可以使我们的身体自然适应运动的负荷变化，让肌肉、韧带、关节等组织适应运动的节奏，从而降低拉伤、扭伤等意外发生的概率。通过合理的热身活动，让身体处于最佳的运动状态，使运动更加安全、有效，从而更好地享受运动的乐趣。

2. 正确的热身是指什么

热身是指在进行高强度、高频率的运动前，先进行一系列科学、有效的准备活动，让我们的身体各器官和系统逐渐适应和调整，达到一个良好的预备状态，同时也有助于减少运动中发生损伤的概率，提高运动表现。一般来说，热身流程包括有氧运动（如快走、慢跑、开合跳、高抬腿等）、肌肉拉伸（如动态拉伸）和专项训练等内容，具体方案可以根据实际情况和个人的喜好来进行调整。

知识扩展

1. 选择恰当的热身活动

热身活动应该根据运动者的运动项目、热身目的、身体状态和个人习惯等因素进行选择。例如，对于剧烈的运动项目如篮球、足球等，热身应包括高强度的有氧运动和肌力训练，以及身体较大肌群的拉伸和活动；对于大重量的抗阻训练，热身应集中在负荷较低、强度逐渐递增的状态下进行，以降低受伤风险；对于跑步为主的运动，热身则应以动态拉伸和短跑为主，以帮助身体逐渐适应运动的强度；对于气温偏低的场地，热身过程中应注意衣物穿着和保暖措施。

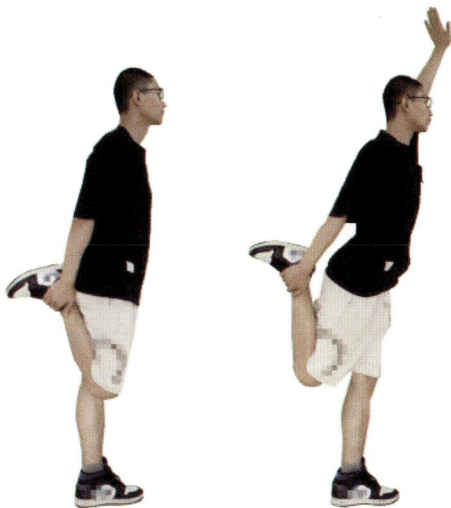

动态拉伸大腿前侧肌肉

2. 合理安排热身时间

　　热身的时间应该根据不同运动强度进行安排。对于强度较低的运动，我们可以将热身时间控制在 10～15 分钟；而对于高强度的运动，热身时间相应要加长，20～30 分钟。这样可以充分预热肌肉，激活运动神经和心脏等重要器官的功能，从而避免运动中受伤。

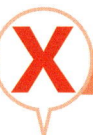

✕ 误区解读

1. 运动前热身就是活动几下、转转关节

　　这是不正确的。首先，热身是运动当中不可忽视的一环，不能只是活动几下、转转关节，随便应付了事。其次，活动关节也只是热身的作用之一，更重要的是将身体各器官和系统调整为最佳的运动状态。热身通常需要包括有氧运动、动态拉伸、关节活动和平衡

训练等内容，时间应该保持在 10～20 分钟，具体安排可以根据实际情况和个人喜好来进行调整。根据不同的环境、运动类型和身体状态，热身活动内容和时长可以有所不同。

2. 训练前抻筋、拉韧带就算热身

这是不全面的。俗话说的抻筋、拉韧带都属于拉伸运动，目的是增加关节灵活性。但拉伸也分不同方式，如静态拉伸、动态拉伸、弹震式拉伸和本体感神经肌肉易化法（PNF）拉伸。这些拉伸方式除改善柔韧性外，对不同运动表现均有着不同的影响。在运动前不建议进行长时间的静态拉伸，如保持一个拉伸姿势超过 30 秒，过度抻筋、拉韧带会让肌肉在运动时发挥不出原本的力量。因此建议使用动态拉伸热身，逐渐增加活动范围和运动速度，从而快速、全面且充分地活动身体。

运动后不放松，身体悄悄"变僵硬"

老王最近爱上了户外跑步，制订了详细的跑步计划，但从未做过运动后的放松。一段时间后，老王发现晨起小腿后方僵硬酸痛，运动前即使进行过热身，跑步蹬地的瞬间也会出现足跟后上方的疼痛，休息后有所缓解但一活动就加重。于是去医院就诊，医生经检查后告诉老王得了跟腱病，建议进行相关康复治疗，日后要加强小腿后侧肌肉的放松及拉伸。在专业的康复指导下，老王逐步恢复了无痛的跑步训练，并开始认真完成每次运动后的放松。

💡 **小课堂**

1. 为什么运动后需要放松

运动后如果不进行及时的放松，身体运动时产生的代谢产物无法排出，紧绷的肌肉没有喘息的机会，尚未恢复到初始状态，就要完成日常活动和应对下一次运动的负荷挑战。长此以往肌肉从紧张变成短缩、僵硬，身体柔韧性变差，继而影响运动表现，严重的话会增加运动损伤的风险。世界著名短跑教练温特曾说："放松训练是通向冠军的必经之路。"放松训练对普通人和运动员来说，都是运动中不可或缺的重要环节。及时放松可以帮助我们重获肌肉原有的弹性和质量，从而预防运动损伤。

2. 运动后常用放松方法

运动后常用的放松方法有静态拉伸、肌肉放松以及物理方法等。

静态拉伸是最常用的放松方法，不受场地和器材的限制。运动时使用到的主要肌肉都需要拉伸，每次牵拉到肌肉感觉紧张时停止，循序渐进地增加强度。单次拉伸时间最佳为 20～30 秒，重复 2～5 次。

常用的拉伸方法

肌肉放松方法有被动和自我放松两种。通过被动按摩或借助器械（如筋膜枪）可以放松紧绷的肌肉，降低运动后疼痛感。推荐居家使用泡沫轴或筋膜球进行自我放松。静态放松方法为泡沫轴或筋膜球在痛点停留 30～60 秒。动态放松方法是将器械在目标肌肉群缓慢滚动 10～15 次。

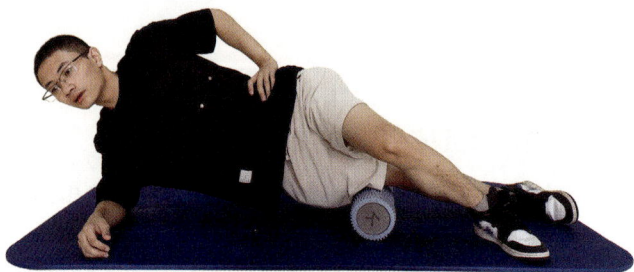

泡沫轴放松大腿外侧肌肉

运动后冷热水交替或热水澡都是简单易行的物理放松方法。训练结束半小时后进行冷浴（15℃，1分钟）和热浴（40℃，2分钟），交替进行3次。洗热水澡也可快速消除疲劳，温度最佳为40℃，时间为10～20分钟。

知识扩展

运动后如何快速恢复

我们在运动后想要摆脱疲惫，恢复精神抖擞的状态，除了做好放松和整理活动外，还有三个妙招可以试试，充足睡眠、补充营养和放松心情。熟睡时身体能量消耗较少，而合成代谢处在相对较高水平，因此良好的睡眠（不少于8小时）可以帮助我们累积能量。饮食中的营养物质也可以补充运动时消耗的能量，长时间运动后多补碳水化合物，大重量运动后多补蛋白质，同时搭配维生素和矿物质，有助于身体更快恢复。通过呼吸调整、音乐放松等方法，也可以让神经系统、呼吸系统和循环系统回到初始状态，消除身体疲劳感。

X 误 区 解 读

1. 运动后可以直接停下、坐下或躺下休息

这是不正确的。运动后身体处于亢奋状态，如果立即停止活动或休息，可能会阻碍血液循环，导致血压下降、脑供血不足，出现头晕、头痛、恶心等不适症状。就像一辆高速行驶的车，不能突然停车，需要有逐渐减慢的过程才不会产生危险。正确的做法是先进行短暂的拉伸或整理运动，放松肢体和肌肉，缓慢降低运动强度，让身体逐渐适应静止状态。等到心跳平稳后再进行休息。

2. 运动后拉伸不要怕痛，坚持时间越长越好

这是不正确的。静态拉伸的强度与量，都需要在合理范围内。如果拉伸到有疼痛感，身体的自然反应会使肌肉紧张以防止进一步被拉长，在疼痛下持续牵伸，肌肉反而可能会受到伤害。拉伸强度要建立在主观感受（无强烈不适及疼痛）基础之上，拉伸时达到软组织屏障即可，即当拉伸刚开始感觉到一些阻力但没有不舒服感觉的位置。同时要注意，当有针对性地拉伸某块肌肉，身体的其他部分也应该是舒服无痛的。此外，拉伸的持续时间也很重要，时间太短效果不明显，时间过长会造成肌肉弹性下降。单次静态拉伸时间最佳为 20 ～ 30 秒，拉伸 60 秒与 30 秒效果相差不大。

你真的会运动补水吗

  小明是一个热爱挑战的长跑爱好者，他决定参加当地举办的马拉松比赛。在比赛前一天，小明听说大量补水对长跑比赛很重要，于是他开始大量饮水。

  比赛当天，小明在比赛开始时状态良好，然而，由于之前大量饮水，小明在比赛中没有进一步补水。一开始他并没有觉察到自己的脱水状态，反而继续努力奔跑。随着比赛的进行，他开始感到头晕眼花，腿部肌肉出现抽筋的迹象，甚至出现了虚脱的感觉。经过专业医护人员检查，确认小明处于脱水状态，并马上对小明进行补水治疗。

💡 小课堂

1. 什么是脱水状态

  脱水状态是指由于人体消耗大量水分，而不能及时补充，造成新陈代谢障碍的一种症状，严重时会造成虚脱，需要依靠输液补充体液。剧烈的运动、大量出汗等原因会引起人体脱水现象。

2. 脱水状态时人有哪些症状

  脱水状态时，人的症状可以根据脱水的程度而有所不同。在轻度脱水的状态下，喉咙会感到干燥，引起强烈的口渴感。在中度脱水状态下，由于血液黏稠度增加，我们的身体会感到疲劳和乏力。重度脱水往往会让我们躁狂、出现幻觉甚至昏迷，情况严重将会威胁生命。

3. 运动性脱水是怎么造成的

首先，运动时大量的汗液排出会带走体内的水分和电解质，特别是钠离子；如果出汗量过大而未能及时补充水分，就容易导致脱水。其次，由于呼吸频率加快、体温升高等因素，人体对水分的需求会增加。如果运动员在运动中未能及时补充足够的水分，或者补充的水分不足以弥补出汗导致的水分流失，就会发生脱水。最后，补水方式不当是造成运动性脱水的重要原因。运动前大量饮水在表面上似乎是为了补充体内的水分，但实际上，当人体摄入过量的水分时，血液中的钠含量会相对降低，这会导致血液被稀释，即血液中的电解质平衡被打破。当血液中的钠含量过低时，会出现水中毒，这是一种严重的状况，可能导致脑细胞水肿，从而引发头痛、呕吐、脑水肿，甚至可能危及生命。

知识扩展

1. 如何避免在运动中出现脱水状态

为了避免在运动中出现脱水状态，合理补水是非常关键的。首先，在运动前 30 分钟至 1 小时，饮用 200 ~ 300 毫升的水。这可以帮助身体在开始运动前达到良好的状态。其次，在运动期间，每 15 ~ 20 分钟补充 150 ~ 250 毫升的水。这样可以帮助身体持续补充水分，防止脱水。最后，要注意补水时机，避免等到口渴再补水，因为口渴是身体脱水的信号，此时补水可能已经有些晚了。

2. 运动后如何补水

运动后补水是确保身体快速恢复并避免脱水的重要步骤。运动后补水对于维持身体健康、促进恢复和提高运动表现都具有重要作用。首先，比赛结束后，应尽快开始补水，因为此时身体对水分的需求最大。其次，运动后补水遵循多次少量的原则，每次饮水不应超过 250 毫升，并在接下来的 1～2 小时持续补水。并且在补水时选择温水（15℃左右）为佳，避免冷饮刺激胃肠道。最后，如果运动强度大、出汗多，可以选择含有适量电解质的淡盐水或运动饮料来补充体内流失的电解质和水分，但是对于一般运动或出汗不多的情况，白开水或矿泉水是补水的好选择。

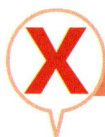

✕ 误区解读

随便一种运动饮料均可作为运动后补给

这种说法是不正确的，在运动中选择合适的运动饮料对于补充能量、维持电解质平衡以及促进运动表现至关重要。运动饮料可以分为低渗饮料、等渗饮料和高渗饮料。

低渗饮料适合在运动中快速补充水分，一般不含电解质，对于日常跑步等短时间低强度的运动，低渗饮料是较好的选择。等渗饮料因其渗透压与人体血浆相似，能迅速补充运动中汗液损失，提高血液中糖的浓度，可以成为大多数运动场景下的理想选择，特别是对于那些需要长时间、中等强度运动的人来说。高渗饮料适合运动停止、休息一段时间后饮用。

我们要根据自己的运动目标、健康状况和口味偏好选择合适的运动饮料。例如，如果需要增加肌肉质量，可以选择含有高蛋白质的运动饮料。

别让运动性腹痛成为运动"绊脚石"

最近，马拉松爱好者小李有一个困惑："都说运动健身可以为人们带来健康和快乐，为什么我一运动就容易出现腹痛？"原来，小李在长距离跑步中多次出现剧烈腹痛的症状，不知如何处理的他，只能暂时停止运动，停下后腹痛有所缓解。运动性腹痛是由运动而引起或诱发的腹部疼痛，常见于各种体育项目，尤其在中长跑、马拉松、足球、篮球等运动项目中发生率较高。

小课堂

1. 引发运动性腹痛的原因

（1）准备活动不充分：开始运动时运动负荷过大，内脏器官的功能还没有提高到应有的运动水平就加大运动强度，特别是心脏搏动不充分时，会影响静脉血液回流，下腔静脉压力上升，肝静脉回流受阻，从而引起肝脾淤血肿胀，增加了肝脾被膜张力，以致产生牵扯性疼痛。

（2）饮食不当：饭后立即运动或运动前饮食过饱，喝了大量的水或碳酸饮料，吃了有刺激性、难消化的食物或者空腹运动，都会引起胃肠道痉挛产生腹部疼痛。

（3）呼吸节律紊乱：运动中呼吸频率过快，导致呼吸肌疲劳、痉挛，产生疼痛。

（4）腹肌痉挛：剧烈运动时，出汗造成大量水、电解质丢失，又没有得到及时补充，导致体内电解质紊乱，引起腹部肌肉疼痛。

2. 运动性腹痛的主要特点

（1）发作时间：通常发生在剧烈运动中，安静时一般不会产生疼痛。

（2）疼痛部位：多集中在上腹部或左右两侧，有时可扩散至全腹部。

（3）疼痛程度：往往与运动强度和持续时间成正比，一般活动量小、强度低时疼痛不明显，随着负荷量加大时疼痛才逐渐加剧。

（4）伴随症状：一般不伴随其他症状。

3. 如何处理运动性腹痛

当发生运动性腹痛时，我们可以采取以下措施来缓解。

（1）停止运动并深呼吸：首先应停止运动，同时进行深吸气和深呼气，节奏要尽量缓慢而均匀。

（2）按压疼痛部位：将两手交叠放置于腹痛部位，顺时针轻轻按摩。

（3）按压穴位：可自行揉按脊中、内关、足三里、大肠俞、阳陵泉、承山等穴位。

（4）服用药物：必要时可服用十滴水等。如仍不见效，应立即前往医院诊治，腹痛在没有明确诊断前，不应服用镇痛药，以免掩盖病情，造成误诊。

知识扩展

如何避免运动性腹痛

避免运动性腹痛可以从以下几点进行预防。

（1）热身与拉伸：运动前做好充分的准备活动，使内脏的血氧供应能迅速提升到运动所需的状态。

（2）合理饮食：运动前避免饱餐，尽量选择易消化的食物，运动中补充水分和电解质。饭后至少1小时后再进行运动，过饱过饥时都不要参加剧烈运动。

（3）运动强度与频率：逐渐增加运动强度和距离，给身体适应的过程，避免短时间内突然增加运动强度。

（4）训练技巧：长跑者学习正确的呼吸技巧和跑步姿势，减少腹部压力。

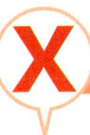

✗ 误区解读

运动会导致腹痛，那就还是不要运动为好

这种想法是非常不正确的。运动性腹痛是由于激烈运动或准备不当引起的一时性的机体功能紊乱，可以通过热身和循序渐进地增加运动强度等方式进行有效预防。而定期锻炼对身体有很多好处，包括有助于控制体重，降低患心脏病的风险，增强骨骼强度和肌力，改善心理健康和情绪，延长寿命，改善睡眠质量并提高身体代谢水平等。定期进行科学运动是保持健康的最佳方法之一。

运动时抽筋了怎么办

李先生是一名热爱运动的中年人，最近他开始了每周一次的长跑训练。一个夏日的早晨，他在高温下跑步，跑到40分钟时，他突然感到小腿一阵剧烈的疼痛，无法继续前行。李先生立刻意识到自己抽筋了。他尝试停下来休息，但疼痛并没有缓解，甚至感到肌肉越来越僵硬。

由于缺乏应对抽筋的知识，李先生在路边坐了很久，直到一位路过的跑者建议他进行轻柔的拉伸，并喝下自己带的电解质饮料。在对方的帮助下，李先生终于缓解了小腿的痉挛，成功地站起来走动。这次经历让李先生明白了运动中抽筋的严重性，以及了解预防和处理抽筋方法的重要性。

小课堂

1. 什么是抽筋

运动时抽筋是许多运动员和健身爱好者常遇到的问题。肌肉痉挛（俗称"抽筋"）是指肌肉在运动过程中或运动后发生不自主的强直收缩，导致剧烈疼痛和运动功能受限。这种现象常见于小腿、脚掌、大腿等部位。了解抽筋的原因及处理方法，可以帮助我们更好地预防和应对这种情况。

2. 抽筋的原因

抽筋的常见原因包括电解质失衡、肌肉疲劳、受凉以及准备活动不充分等。长时间剧烈运动会导致大量出汗，体内钠、钾、钙和镁等电解质的流失。这些电解质对于维持肌肉的兴奋性和正常功能至关重要。当电解质失衡时，肌肉的兴奋性会异常增加，容易引发痉挛。过度运动会使肌肉疲劳，导致乳酸等代谢产物堆积，影响血液循环和能量代谢，从而导致肌肉痉挛。特别是在疲劳状态下突然进行剧烈运动，更容易引发抽筋。在低温环境中，肌肉容易受到刺激，导致兴奋性增加，容易发生痉挛，在游泳或冬季户外运动时尤为常见。此外，如果运动前没有进行充分的热身活动，肌肉未能适应运动强度，也容易发生痉挛。

3. 抽筋的处理方法

首先，应当立即停止运动。一旦感觉到抽筋的前兆或发生抽筋，立即停止正在进行的活动，以免加重肌肉损伤。

对于抽筋部位，可以进行柔和的拉伸和按摩。例如，小腿抽筋时，可以坐下并用手拉伸脚尖，保持几分钟，直到痉挛缓解。同时，及时补充水分和电解质，饮用运动饮料或淡盐水，以恢复体内平衡。

知识扩展

1. 游泳时抽筋的处理方法

游泳时抽筋应尽量保持镇静，避免慌乱。尝试浮在水面上，用手支撑自己，以减轻抽筋的影响。可以拉伸抽筋的肌肉，例如小腿和脚趾抽筋时，可以仰卧在水中，用痉挛肢体对侧的手握住脚趾并用力向身体方向拉，同时另一只手压住膝盖帮助伸直。尽快游向岸边并上岸休息，避免再次抽筋。如果在深水区发生严重痉挛，应及时呼救。救护人员可以使用游泳圈、漂浮板或竹竿等工具进行间接救护，或直接入水托住患者的后脑勺或腋窝，将其拖带到安全地带。

2. 预防抽筋的方法

平衡饮食：确保摄入足够的钙、钾、镁等电解质，以及各种维生素和微量元素。

适当休息：保持良好的睡眠和休息，可以有效减少抽筋的发生。

循序渐进地运动：逐步增加运动强度，避免一次性过度运动。

充分热身：运动前进行充分的热身活动，可以提高肌肉的柔韧性和适应性，减少抽筋的风险。

注意保暖：特别是在寒冷环境中运动时，要注意保暖，防止受凉。

补充水分和电解质：运动过程中及时补充水分和电解质，避免脱水和电解质失衡。

寒冷天气下如何安全运动

"一九二九不出手，三九四九冰上走"，又到了跑步爱好者小含提升个人最好成绩的冬训时间，但这次她却犹豫了。还记得去年那些惨痛经历：有天跑步冻着了，回家发热一周；有天路滑摔了个屁墩，造成一大片瘀斑；有天状态不好，拉伤的大腿一直到夏天才痊愈……最近，在朋友的引荐下小含结识了几位运动大咖，她这才意识到原来冬季运动有这么多讲究。

💡 **小课堂** • • • • • • • • • • • • •

1. 跑前必备——看天气预报、准备运动护具、动前热身

看天气预报是冬季运动前的必做之事，忽视天气变化常常会导致失温事件的发生。失温是最严重、最危险的身体状况之一，由其引起的人体核心温度降低，严重时可对身体造成不可逆的损伤甚至危及生命。相关研究显示，在特定的风力下，10℃的环境便可导致死亡！因此通常推荐当温度低于零下10℃，风力大于3级时进行室内活动。当然，适当增减衣物和贴上暖宝宝也是不错的选择。耳罩、厚手套、厚袜子虽略显笨重，但对于耳、鼻、手、脚等这些冻伤好发部位仍是必需品。

冬季着装相对笨重，人体反应与平衡能力降低。此时，穿戴包括头盔、护臂、护膝以及滑不倒的运动鞋是降低意外损伤事件发生的有效手段。

运动前热身对于能够提升运动表现和预防损伤已是老生常谈，在冬季运动前，适当延长热身时间至15～20分钟，对于更彻底唤醒发动机（心肺功能）也是有利的。

2. 跑中策略——降低运动强度、调整呼吸方式、合理安排路线

从温暖环境"搬"到寒冷地区运动时，需要给身体一个冷习服，即适应寒冷环境的过程。在相同的身体状态下，建议将心率、配速、重量等这些衡量运动强度的指标至少下降20%以保障冷习服的安全实施。如，若在日常运动心率为140～160次/分，当低

温来袭时，心率 112 ~ 128 次 / 分才是更安全的。

寒冷环境对呼吸系统更具有挑战，采用鼻吸、嘴呼的呼吸方式，不仅可以降低寒冷空气对呼吸道的直接刺激，还可以进一步强化正确的呼吸模式（胸腹腔配合）提升运动水平。

"走灰不走白，见黑停下来"，这句话同样适用冬季室外运动。冬天的路面难免出现结冰或地穿甲现象，若在运动时发现前方地面颜色有变（深、浅或反光），应即刻改变行进路线以避免滑倒发生。

知识扩展

如何安全、科学地结束一次冬跑

运动后的科学冷静期不仅可以帮助身体循序渐进地恢复平静状态，还能在一定程度上缓解运动带来的不适感。冷静期"标配"包括运动强度的调整与拉伸运动。

（1）逐渐降低运动强度：以跑步为例，采用 5 ~ 10 分钟的低速跑、健步走、原地踏步等方式，直至呼吸不再急促、可完整地说出一句 10 个字以上的话、耳畔听不到自己的心搏作为恢复到静息水平的标准。

（2）静态拉伸：将身体按部位划分为小腿、大腿、臀部、髋前部、腰部、胸部、肩部共 7 个部位，每个部位 15 ~ 30 秒 / 次、3 ~ 5 次的静态拉伸被认为是效果最佳的运动后拉伸方式之一。

✗ 误区解读

冬天无须防晒

此说法错误。有些人认为冬天温度低，阳光晒不黑，室外活动时并不需要防晒。其实，晒黑程度取决于在皮肤中黑色素细胞与阳光的紫外线反应，紫外线照射越强黑色素细胞分泌的黑色素蛋白就越多，肤色就越黑。现在冬天的蓝天越来越多（北方城市更为显著），阻挡在皮肤与紫外线之间的云、雾、霾层便越来越薄，冬天皮肤接受紫外线照射的程度更高。因此冬季防晒不容小觑，尤其对紫外线过敏等人群来说更需要注意。

🎓 知识扩展

滑不倒的鞋有哪些"黑科技"呢

（1）花纹：传统观念认为，鞋底花纹越复杂防滑能力相应越强，但研究结果并非如此。在防滑测试中，人字花纹、凸钉多、缝隙宽大的鞋底防滑表现更加优异。

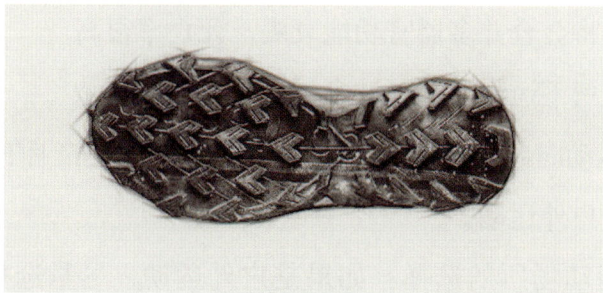

防滑鞋底

（2）橡胶：橡胶材质的鞋底被认为可直面更多复杂环境挑战，Vibram、Contagrip、Michelin 是其近年来最有效防滑科技。因此，在选择运动鞋时，认准此类标尺可大幅度地减少跌倒事件发生。

高温天气下如何安全运动

近些年，徒步登山逐渐成为很多人节假日放松身心的选择，但夏日炎炎，小天在徒步美景与高温难耐间反复纠结，既向往投入大自然又害怕因体力不支、中暑等原因伤害自己的身体。那么，炎夏酷暑，高温下进行运动，需要注意什么呢？如何防暑降温，让夏季运动更安全？

小课堂

1. 人中暑后有哪些表现和症状呢

人中暑的主要表现为头晕、乏力、大汗、口渴、注意力不集中，此后体温升高、出现发热；如没有对中暑者施加干预，体温将持续升高，可达 $40 \sim 42$℃，并伴有四肢抽搐、意识障碍；如果进一步发展，将会合并多器官功能衰竭，死亡率很高。

2. 高温天气下运动，需要注意什么呢

（1）运动时间的选择：尽量不要选择在夏天的上午 10 点到下午 4 点进行户外运动。

（2）运动场所的选择：如果是户外运动，尽量选择公园、湖边等视野开阔、阴凉通风处，外出时最好戴上遮阳帽和太阳镜、涂

防晒霜等。若在室内运动，则尽量打开门窗，让空气保持畅通，可选择在气温 25℃ 左右、湿度 70% 以下的场所中运动。

（3）运动强度的控制：运动强度应该适量，建议每次锻炼时间控制在 1 小时内。当气温高于 28℃，湿度高于 75% 时，要减轻运动量，以防中暑。

（4）运动中补液：可以补充含有电解质的水或在水里加少量的盐，或是选择专业的运动饮料，注意遵循少量多次的原则。

（5）服装的选择：选择舒适凉爽的速干衣，不宜穿紧身衣，也可以选择浅色棉质衣服有利于散热。

（6）运动后不要贪凉：运动后即刻吃冷饮、猛喝冰饮料、洗凉水澡都是不可取的。运动后血液主要集中在肌肉和皮肤，胃中供血相对不足，此时受到冰冷刺激容易胃痛甚至胃痉挛。运动后体温升高，排汗增加，毛孔张大，凉水刺激会使毛孔骤缩，不利于身体热量的散发。可以准备一条毛巾，在运动后擦干身上出的汗，防止吹风受凉。

知识扩展

1. **为什么高温天气下运动会更容易出现眩晕呢**

运动过量会导致机体脱水，静脉回流不畅，皮肤血管舒张，致使回心血量和心输出量减少，血压降低，导致大脑局部缺氧，从而产生眩晕的感觉。

2. **当出现中暑症状时，应如何应对呢**

脱掉中暑者多余的衣服和装备；将其移至阴凉地，保持呼吸道通畅，抬高双腿高于心脏；用比较冷的水去擦拭颈动脉，促进皮肤散热；及时拨打求救电话，补充水分和电解质，监控生命体征，等待专业人员前来救援。

3. 高温天气运动，机体需要热习服

热习服是指机体对运动时反复热暴露的一种生理应答的过程，也就是指让机体适应在高温环境下运动的一个过程。通过在高温下逐渐增加运动强度和运动时间以及逐步穿戴完整的运动护具以充分地适应高温，使运动性中暑的发生风险降低到最低的同时保证甚至提高运动能力。热习服达标后，中暑的概率会明显降低，即使发生了也不会很严重，会使体能增强、耐热能力提高，运动中核心体温和心率升高幅度降低、出汗更早更久、电解质损失量减少，降低高温环境对运动表现、身体功能和日常生活的影响。

X 误区解读

穿暴汗服对减肥有效果

暴汗服采用透气性较差且可保温的面料，导致衣服内热度升高人会出大量的汗，产生的汗液不能及时排出去，这便形成了暴汗。穿着暴汗服运动后立即称重，会发现自己真的变轻了，但实际上体重的减少是身体里的水分流失导致的，并不是脂肪减少了。而且，暴汗服散热差，会导致运动中核心体温和心率迅速升高，加上大量排汗，容易使机体内环境紊乱，出现脱水甚至晕厥。

出现了运动性疲劳，我们该怎么做

马拉松爱好者小于，进行系统化马拉松训练1年，且刚完成自己的第3个全程马拉松比赛。就在完成第3个马拉松比赛且获得个人最好成绩后，赛后身体出现异样，有全身酸弱无力、肌肉疼痛、头晕、胸闷、失眠等情况，且症状持续5天，无缓解。随就医看诊，问诊后得知，小于1年内参加3次的全程马拉松比赛，训练计划较为激进，且每次训练后和参赛后没有任何恢复性手段。经医生检查诊断为运动性疲劳。建议采用积极性恢复手段促进身体功能的恢复。

💡 小课堂

1. 运动性疲劳指什么

运动性疲劳是指人体在生理过程不能持续在特定水平上或不能维持一定的运动强度。

2. 运动性疲劳是慢慢累积出来的吗

其实不然，运动性疲劳可分为两类：快速疲劳和耐力疲劳。快速疲劳是由于短时间、剧烈运动引起的身体功能下降，快速疲劳产生快消除也快，且常出现在高强度运动中。而耐力疲劳是由于低强度、长时间运动引起的身体功能下降，耐力疲劳的发生缓慢且恢复时间相对久。

3. 运动性疲劳危害真的很大吗

运动性疲劳若不能及时恢复，对人体运动表现甚至是身体功能都有一定影响。在运动能力方面，肌肉收缩速率变慢，松弛时间延长，继而扰乱正常的肌肉群的收缩顺序，动作模式出现混乱；这样韧带、肌肉、肌腱等软组织受到非习惯性，甚至是损伤性的应力刺激；同时肌肉与关节内的本体感受下降，就会无法判断和调整错误的动作模式，从而骨骼肌系统的损伤风险加大。除此之外，在身体功能方面，乏力、酸痛、头晕、胸闷等不适症状也会伴随。

知识扩展

1. 出现运动性疲劳，应该怎么办呢

（1）积极休息：通过变换运动部位和运动类型，达到主动调整运动强度的目的，进而消除运动性疲劳。如水陆运动交替、上下肢运动交替等。

（2）整理活动：在高强度运动后或大运动量累积后，身体的机能水平会持续在高消耗状态中，这时可选用一些辅助练习，即拉伸肌肉预防痉挛，缓和肌肉酸痛和僵硬程度，防止损伤，这是利用肌肉的吸筒作用。这类辅助练习有步行、慢跑或做放松操练习，同时配合深呼吸等来进行放松。

（3）睡眠：正常、充足的睡眠可以最大程度地恢复体能。

（4）物理手段：针灸、按摩、理疗等物理疗法对高强度或大运动量后的体能恢复具有重要作用。研究发现，按摩具有快速消除疲劳的作用，是由于按摩推进了大脑皮层的兴奋过程，减少过程间

的相互转换。这有效缓解运动性疲劳诱发的神经调节紊乱，促进淋巴和血液循环，改善局部血液循环，尽快消除运动性疲劳。除此之外，还可消除身体局部肌肉的紧张、僵硬。物理疗法大多在训练、比赛结束后进行。

（5）营养补充：研究发现当机体在运动后出现运动性疲劳时，体能消耗较大。因此训练前后的营养补充是十分重要的。大量研究证实，膳食中蛋白质、糖、脂肪、矿物质、维生素的均衡搭配对身体机能和运动能力的恢复有正向作用。而且补充碱性食物有助于中和乳酸。因此日常运动中更应注重科学搭配食物，增加营养膳食，尽快消除机体运动性疲劳。

需要特别注意的是，如果不适感加重需及时就医。

2. 如何选择适合的恢复方式

面对多样性的恢复方式，我们是需要进行选择的。依据原则以个性化为标准，效果好为特点。例如对于日常体育运动较为丰富或运动量较大和强度较高的人群来说，可以以积极休息、整理活动和营养补充为主；对于运动量较小或体育运动并没有规律的人群来说，可选择以理疗、按摩或睡眠等方式。对于进行减脂塑身的人群来说，在系统化训练中出现运动性疲劳时，可选用营养补充和整理活动等方式进行积极恢复。

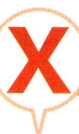

X 误区解读

运动后腰酸腿痛才是疲劳了，其他感受不用在意

真的只腰酸腿痛才是运动性疲劳出现的提示吗？其实不然。运

动性疲劳分为轻度疲劳、中度疲劳和极度疲劳三个等级。其中，轻度疲劳的特征是自我感觉无任何不适，步态轻稳，能正确执行指令；中度疲劳则会感到腿酸痛、心悸、步态不稳，执行指令不准确；极度疲劳会出现呼吸加快、执行口令缓慢、技术动作变形等。所以我们应当谨记这些运动性疲劳的症状，做到积极运动，及时恢复。

女性月经期不能运动？可以试试这些方法

小玉有减脂塑身的需求，刚刚建立了规律的健身计划。但每逢月经期，要不要继续坚持运动让小玉很苦恼。身边的亲友劝她不要运动，而健身教练认为适当的体育运动更有利于女性月经期健康，而且刚刚建立的规律不要轻易打破。因此小玉很纠结在月经期该怎么办。

小课堂

1. 月经期的生理原因和表现

月经期是女性子宫内膜周期性脱落及出血的一种生理表现。同时伴随一定的生理现象，可分为一般现象和特殊现象。一般表现是子宫内膜的脱落出血，即一定的月经量。有部分女性月经期存在特殊表现，如轻度不舒适感、下腹胀痛、腰酸、乳房发胀，甚至出现食欲减退、疲倦、嗜睡、情绪激动或感到头痛等。

2. 都说女性在月经期不能运动，是这样吗

目前大众认为女性在月经期不宜运动，活动量的增加会加重月经量，月经期症状加重。但研究表明适当的体育活动可减轻月经期带来的生理痛苦，因为运动时可很大程度地正向刺激内分泌系统的调节功能，从而减轻因盆腔充血过多而导致的不适感。除此之外，适度运动还具有调节神经系统的功能，对大脑皮质的兴奋和抑制过程进行一定程度的调节，改善情绪，帮助让人获得轻松愉悦的心情，有助于减轻月经期烦躁的感觉；还能改善人体的机能状态，促进血液循环；促进腹肌、盆底肌肉收缩与舒张交替，有利于经血的排出；改善月经期睡眠质量，消除因流血而产生的疲劳感。

知识扩展

1. 女性月经期运动的自我评价指标

（1）经期的不适感减轻。

（2）月经持续时间正常。

（3）月经血量没有明显增加。

可以制作月经卡，记录自我感觉、月经的周期和大数等内容。

2. 月经期运动原则

由于女性月经期间，子宫周围的血液流动缓慢，整个子宫处于充血状态，子宫内膜脱落有创面，呈酸性环境，生殖器抵抗力下降，功能下降。因此建议月经期运动可参考以下原则。

（1）月经期的第一、二天应降低运动强度和减少运动时间。有严重痛经、出血量过多，或月经失调者，经期应降低运动强度。

（2）运动场地方面不宜在过于寒冷或炎热的环境中。

（3）禁止游泳和冷水锻炼。

（4）训练的量和强度适度降低：可遵循适量和减压的原则，适量指的是运动强度低、持续时间短的运动负荷；减压指的是减少激烈震动，降低腹内压力的锻炼，以免造成月经出血量过多或引起子宫位置改变。月经期应尽量避免剧烈大强度运动，例如跳跃、急速跑和引起腹压增加的运动。待身体状况良好后，可逐步加大运动强度和延长持续时间。

3. 哪些动作可以作为女性经期运动

（1）女性经期的运动形式主要有以下两种。

1）有氧运动类型：月经期出现轻、中度原发性痛经症状时，进行中小负荷的有氧运动可以有效缓解这类症状。通常中小负荷的有氧运动特点以低幅度，慢速度为主。因此这类有氧类型可促进血液的流通，缓解身心压力，实现精神的愉悦。根据个性化选择适当的有氧类型，如徒步、慢跑、徒手操、拉伸性瑜伽和柔韧性拉伸等。其中柔韧性拉伸练习以全身肌肉拉伸为目标。

2）无氧运动类型：以上、下肢肌肉练习为主，以单关节训练动作为佳，如肱二头肌弯举、抗阻伸膝等。同时配合合理的呼吸节奏。尽量避免过多的髋部活动度练习和核心区力量训练。

（2）女性月经期运动的强度与运动量：科学地制订运动计划，可每周进行 3～5 次，持续时间 30～60 分钟的有氧运动，每周还可进行 1～2 次力量训练。

✗ 误区解读

女性月经期可以运动，但一定不可以做核心区力量训练

很多人认为女性月经期是可以运动的，但不宜进行核心区力量训练。考虑原因在于高强度的核心区肌肉收缩和舒张会影响子宫内经血排出。但其实在经期早期 1～2 天可不做强化核心力量训练，待症状缓解后，可进行低强度的核心力量训练。但不建议做对核心区高要求高的练习，如波比跳、熊爬等。

你真的运动了吗
——如何判断你的运动是否有效果

陈阿姨退休后，决定尝试通过运动减轻体重。起初的一个月，她惊喜地看到体重在缓缓下降，这让她充满了自信和动力。然而，随着时间的推移，体重仿佛被锁定了一般，即使她每天坚持运动，体重秤上的数字都纹丝不动。陈阿姨的心情逐渐变得沉重，她开始怀疑自己，怀疑自己的运动是否有效。

💡 小课堂

怎么判断自己有没有真的运动

运动是有目的、有计划、有重复的身体活动，整个过程涉及细胞变化、分子与生化反应、氧气输送与血液循环、神经肌肉系统的适应性改变等多个方面。因此当你选择开始运动时，可以观察以下

变化来判断自己是否真的运动了。

（1）呼吸改变，心率加快：当开始运动时，呼吸和心率都会发生显著变化，以适应身体对氧气和能量需求的增加。为吸入更多的氧气，呼吸会逐渐加快加深。为确保足够的氧气和营养物质被输送到肌肉中，心率也会逐渐加快。为了获得良好的运动效果，建议健康人群进行中等到较高强度的运动锻炼，即运动时心率为40%～50%HRR 或 ≥ 60%HRR（HRR 为心率储备）。

（2）疲劳感：运动过程会消耗能量、生成代谢产物、流失水分，长时间运动会使得神经肌肉系统疲劳，肌肉收缩力下降，反应迟钝，自觉用力程度较大，使人无法坚持正在进行的运动。

（3）身体反应：运动后身体往往会产生一系列的反应。运动后代谢产物乳酸的堆积会让肌肉产生酸痛感；身体的能量消耗，水分和电解质大量流失，以及运动结束后身体的高代谢率等都会导致身体需要更多的能量，进而产生饥饿感；适度的运动可以帮助释放内啡肽等激素，减轻压力和焦虑，促进深度睡眠，运动后的疲劳感也会使得睡眠更香甜；运动是良医，合适的运动可通过促进内源性镇痛物质的产生、抗炎细胞因子与促炎性细胞因子的平衡及中枢下行抑制系统的调节等机制缓解疼痛。

（4）健康体适能的变化：当长期坚持一段时间的合理运动后，可定期到专业医疗机构进行包括心率和血压、围度（包括腰围、臀围、大腿、小腿围度）和身体成分、肌力和肌肉耐力、心肺耐力、灵活性测试等健康体适能综合评估，帮助评估运动带来的健康体适能变化。

![知识扩展]

1. 自觉疲劳程度量表

自觉疲劳程度量表（rating of perceived exertion，RPE）是一种衡量运动强度或疲劳程度的主观感受方法，它基于运动时自我主观感觉来评估运动强度。RPE 通常是一个从 6（毫不费力）到 20（竭尽全力）的量表，可用于评估运动强度，提示运动即刻疲劳程度。

自觉疲劳程度量表

6	毫不费力
7	极其轻松
8	
9	很轻松
10	
11	轻松
12	
13	有些吃力
14	
15	吃力(沉重)
16	
17	很吃力
18	
19	非常吃力
20	竭尽全力

2. 延迟性肌肉酸痛

延迟性肌肉酸痛是一种特殊类型的运动性肌肉疲劳。当进行大运动量，特别是刚开始运动或运动强度突然增加后一段时间内出现的肌肉酸痛现象。这种酸痛通常出现在运动后 12～24 小时，24～48 小时达到高峰，3～7 天可自行缓解并消失。其主要症状包括肌肉僵化或肿胀，剧烈疼痛，触碰肌肉有压痛感。运动过程中应积极预防延迟性肌肉酸痛的发生，当已出现延迟性肌肉酸痛，可以通过休息、物理因子治疗及药物治疗等方法进行缓解。

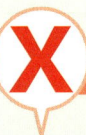

✗ 误区解读

坚持运动一段时间后，体重并未发生变化，运动是无效的

坚持运动后体重未变，不代表运动无效。运动益处不仅限于减重，还包括增强心肺功能、提高代谢水平等。同时，饮食、水分摄入和肌肉质量增加也会影响体重变化。因此，体重未变不代表没有获得健康效益，应综合考虑运动的整体效果。

警告——运动过度你的身体发出警示信息了吗

李先生，28 岁，是一名 IT 工程师，为了减压，他开始每天进行长时间的高强度间歇训练，并在短时间内显著增加了训练量。最初几天他感到精力充沛，但很快就开始出现持续的疲劳、肌肉酸痛和睡眠质量下降的问题。他以为这是运动带来的正常反应，继续坚持高强度训练，最终在健身房险些几乎晕倒。医生诊断他为运动过度导致的过度疲劳，建议立即停止高强度训练，进行充足休息和康复。

从李先生的案例可以看出，运动强度过高导致的过度疲劳对身体有严重影响。接下来，我们将探讨运动不当的常见警示信号，以及如何合理安排运动强度和休息时间，以避免类似情况的发生。

小课堂

1. 学会识别身体发出的警示信号

在运动过程中，身体会通过各种信号告诉我们是否运动不当或过度疲劳。常见的警示信号包括以下几种。

（1）持续的疲劳和无力感：如果在运动48小时后依旧感到疲惫，精力无法恢复，可能是运动过度的表现。

（2）持续的肌肉和关节疼痛：短暂的酸痛是正常的，但如果疼痛持续数天甚至更久，可能是运动强度过高或运动方式不正确导致的损伤。

（3）睡眠质量下降：过度训练可能会导致失眠或睡眠质量下降，这是一种过度疲劳的表现。

（4）情绪变化：如果运动后情绪低落、易怒或焦虑，可能是身体和心理承受了过大的压力。

2. 合理安排运动强度和休息时间

科学合理的运动计划应包括适当的运动强度和充足的休息时

间，以下是一些建议。

（1）循序渐进：不论是新手还是有经验的运动者，都应逐步增加运动强度和时间，避免突然增加训练量。

（2）制订合理的训练计划：根据个人体能和目标，制订适合自己的训练计划。每周安排 1～2 天的休息日，让身体有充分的时间恢复。

（3）不同类型的运动交替进行：避免长时间进行同一种运动，可以交替进行有氧运动、力量训练和柔韧性训练，使各项体能均衡发展，降低受伤的风险。

3. 重视热身和拉伸

在每次运动前后进行适当的热身和拉伸，是预防运动损伤的重要步骤。

（1）热身：运动前进行 5～10 分钟的热身活动，如慢跑或动态拉伸，可以加快心率，增加血液流动，使肌肉和关节更灵活。

（2）拉伸：运动后进行静态拉伸，有助于缓解肌肉紧张，促进恢复。每个动作保持 15～30 秒，注意不要过度拉伸以免受伤。

知识扩展

1. 运动与心率监测

（1）最大心率：最大心率是指在剧烈运动中，心脏每分钟搏动的最高次数。一般通过 220 - 年龄来估算。例如，一个 30 岁的人，其最大心率约为 190 次 / 分。但有科学研究指出，220 - 年龄这种最大心率的简易计算公式并不适用于高龄人群，在高龄人群中的估算精准性较差。因此，我们推荐更为精准的最大心率计算公式：最大心率 =208 − （0.7× 年龄）。例如，一个 60 岁的人，其最大心率约为：208 − （0.7×60）=166 次 / 分。

（2）运动心率区间：根据最大心率（HRmax），可以确定适合自己的运动心率区间。通常，中等强度运动的目标心率是最大心率的 50% ~ 70%；高强度运动的目标心率是最大心率的 70% ~ 85%。在这个范围内运动，可以有效提高心肺功能，增强体能。

不同运动类型所对应的最大心率区间

心率	运动类型
50% ~ 60% HRmax	热身和恢复性运动
60% ~ 70% HRmax	轻度减肥和燃脂
70% ~ 80% HRmax	中度有氧运动, 适合减肥和锻炼
80% ~ 90% HRmax	乳酸阈值, 适合提高肌耐力
90% ~ 100% HRmax	无氧耐力, 适合提高极值

注：HRmax 为最大心率。

（3）监测心率：使用心率监测设备，如心率带、智能手表等，可以实时监测运动中的心率，确保心率保持在合理范围内。如果心率过高，应适当降低运动强度；如果心率过低，可适当增加运动强度。

2. **运动与年龄分层**

（1）儿童和青少年

1）生长发育：儿童和青少年的骨骼和肌肉尚未完全发育，避免过度负重和高强度训练。

2）运动兴趣：激发兴趣和乐趣，确保运动的多样性，避免单一运动导致的伤害和厌倦。

3）安全：确保运动环境的安全，佩戴适当的防护装备。

（2）成年人

1）体能水平：根据个人的体能水平制订运动计划，逐步增加运动强度和延长运动时间。

2）工作压力：考虑到工作和生活压力，灵活选择运动的时间和方式，避免过度疲劳。

3）目标设定：根据健康目标（如减肥、增强体质、缓解压力等）选择合适的运动项目。

（3）老年人

1）健康状况：考虑慢性疾病和身体功能下降的情况，选择低强度、低冲击的运动，如散步、太极拳、游泳等。

2）柔韧性和平衡性：重点关注柔韧性和平衡性的训练，预防跌倒和骨折。

3）恢复时间：增加恢复时间，避免过度训练导致身体负担过重。

个体化运动的实施注意事项：

①评估和监测：定期进行身体健康和体能评估，监测运动效果和身体反应。②专业指导：在专业人士的指导下进行运动，制订科学合理的运动计划。③调整和适应：根据身体反馈和运动效果，随时调整运动计划，确保安全和有效。

X 误区解读

1. 运动越多越好

很多人认为，运动量越大，身体越健康。但事实上，过量运动会对身体造成损害。过度训练可能导致免疫力下降、肌肉损伤、关节炎等问题。科学合理的运动量应根据个人的体质、年龄和健康状况来确定。一般建议每周进行 150 分钟的中等强度有氧运动或 75 分钟的高强度有氧运动，同时配合适量的力量训练和柔韧性练习。适度运动不仅能提高身体素质，还能有效避免运动损伤。

2. 只有剧烈运动才能减肥

许多人认为，只有进行高强度、剧烈的运动才能有效减肥。这种观点是不全面的。事实上，持续时间较长的中等强度运动，如快走、游泳、骑自行车等，同样能有效消耗热量，有助于减肥和保持体重。此外，结合适当的饮食控制和生活方式调整，可以更加高效、健康地达到减肥目的。剧烈运动对体力和身体素质要求较高，不适合所有人群，尤其是体质较弱或有健康问题的人。

该如何选择是白天运动还是晚上运动

小李刚踏出校门，步入职场，意识到"身体是革命的本钱"，决心重拾运动习惯。然而，繁忙的工作让他在选择合适的运动时间上犯了难。白天，他忙于应对各种工作任务，担心运动会影响工作效率；晚上，尽管时间相对充裕，但身体的疲愈又让他对是否继续该活动感到犹豫不决。小李在选择白天还是晚上运动上纠结，迫切希望找到一个既能维护健康体魄，又不影响工作的运动时间。

💡 小课堂 ● ● ● ● ● ● ● ● ● ● ● ● ●

根据不同时间段可以把白天运动大致分为清晨运动，午间运动，下午运动；晚上运动大致分为傍晚运动和睡前运动。

1. 白天运动的优点和缺点

"一日之计在于晨"，清晨时分人体体温和心率相对较低，能量水平不高，肌肉关节较为僵硬，此时进行适当运动，能有效唤醒并激活身体，促进新陈代谢，显著提升心肺功能，辅助控制血压。长期坚持清晨运动，还有助于减脂减重，并降低罹患乳腺癌和前列腺癌的风险。下午进行适当运动有助于促进血液循环，增强整体活力，有效缓解午后疲劳。

然而，清晨过早开始运动，低能量水平和低体温状态，极易引发低血糖；僵硬的肌肉关节也会增加运动受伤的风险。此外，午间环境温度通常较高，人体易感疲劳，更适合进行适当休憩与调整。而午间至下午时段进行高强度运动，可能会增加工作或学习后的疲劳感，严重时会影响夜间睡眠质量。因此白天运动应根据自身情况选择合适的时间段进行适度运动，这样才能对人体产生积极的影响。

2. 晚上运动的优点和缺点

在经历了一天的工作或学习后，身体会感到疲劳，精神压力增大，晚上进行适当运动可加速生理性疲劳感的出现，帮助减少白天积累的紧张和压力，显著提升睡眠质量。长期坚持晚间运动还能帮助控制血糖和甘油三酯水平，对预防慢性疾病有积极作用。此外，晚间锻炼还能增强肌肉功能，塑造更强健的体魄。

然而，傍晚或睡前过量运动可能导致神经异常兴奋，反而会影响睡眠质量。因此，选择晚上运动时，应注意控制运动强度，避免过晚运动。

知识扩展

1. 运动时间为什么会影响健康

运动时间对健康的影响主要与人体生物钟、能量代谢及身体功能变化等密切相关。生物钟的周期性特点能显著影响人的睡眠、体温、激素分泌、饮食和心理行为等方面。此外，不同时间段人体能量消耗和新陈代谢速率也会有所变化，而身体功能在不同时刻的状态也会影响运动效果。

2. 什么是人体生物钟调节

生物钟调节是指根据昼夜节律（约 24 小时一个周期）管理和同步体内的生物过程。人体生物钟调节主要由视交叉上核、周围时钟、激素和神经递质等部分组成，它控制着人体的各种生理和行为过程，包括睡眠觉醒周期、激素释放、体温和新陈代谢等。此外，光照、睡眠状态、体力活动、进餐时间等因素也会对人体生物钟产生影响。

✖ 误区解读

白天运动越早越好

清晨运动一般是早上 6:00—9:00，在此阶段，人体正经历从睡眠状态到清醒状态的转变，体温、血压、心率、激素水平逐渐升高，呼吸模式、肌肉状态及消化系统等都在为新一天的开始做准备。清晨过早运动可能会增加心血管风险，导致肌肉和关节损伤，干扰生物钟，造成能量供应不足以及增加免疫系统的压力。因此，在选择清晨运动时应在确保充足睡眠的基础上，根据个人身体状况，选择合适时间，充分热身后进行适度的运动。

促进健康，适合我的运动量是多少

小明是一位平日里忙于工作的白领，久坐办公，缺乏运动，出现了一些小毛病，如背痛、腰痛以及体重的轻微增加。在朋友建议下，他开始每天步行 8 000 步，通过步行通勤、午休时间散步完成目标。几周后，小明惊喜地发现，他不仅感觉精力充沛，而且背痛和腰痛的症状有了明显的缓解，体重也慢慢恢复到了理想的范围内。

💡 小课堂

1. 成年人需要保持多少的运动量来达到促进身体健康的目的

根据《中国人群身体活动指南（2021）》，动起来对身体好，多动更健康，活动要适量，关键是持之以恒；尽量少坐着不动，每天保持身体活跃状态；力争达到推荐的运动量。注意安全，健康运动。推荐 18 ~ 64 岁成年人：①每周 150 ~ 300 分钟中等强度或 75 ~ 150 分钟高强度的有氧运动，或等量的中等强度和高强度有氧活动组合；②每周至少进行 2 天的肌肉力量练习；③保持日常身体活动，并增加活动量。

2. 儿童和青少年需要保持多少的运动量来达到促进身体健康的目的

推荐 2 岁及以下儿童：①每天要和看护人一起参与各种互动游戏；②能自己走路的小朋友要保证每天至少活动 180 分钟；③控制每次坐着或躺着的时间不超过 1 小时；④尽量避免让幼儿看电视或其他屏幕设备。

推荐 3 ~ 5 岁儿童：①每天至少 180 分钟的身体活动，包括 60 分钟的高强度游戏，多在户外活动；②静坐时间每次不超过 1 小时；③每天看电视和玩电子设备的总时间不超过 1 小时。

推荐 6 ~ 17 岁儿童青少年：①每天至少有 60 分钟的中到高强度身体活动，尽量选择户外活动；②每周至少 3 天进行肌肉和骨骼加强训练；③减少长时间静坐和看屏幕的习惯，连续坐着不超过 1 小时，每天看屏幕总时长控制在 2 小时以内。

3. 老年人需要保持多少的运动量来达到促进身体健康的目的

成年人身体活动推荐同样适用于老年人。除此之外，还建议坚持平衡能力、灵活性和柔韧性练习；如身体不允许每周进行 150 分钟中等强度身体活动，应尽可能地增加各种力所能及的身体活动。

知识扩展

运动量是不是越大越好

许多人认为，锻炼时间越长、强度越大，健康获益越高。实际上，过度锻炼可以导致身体疲劳、损伤甚至反效果。适度锻炼才是关键。根据相关健康指导，建议成年人每周进行 150～300 分钟中等强度或 75～150 分钟高强度的有氧运动，以及至少 2 天进行肌肉强化活动。

✕ 误区解读

1. 运动必须达到极限才有效

很多人认为，如果锻炼时不汗流浃背或感到肌肉疼痛，说明锻炼效果不佳。其实，并非所有的运动都需要达到极限，适合自己的运动强度和类型更重要，且应避免过度训练导致的伤害。

2. 保持适宜运动量可以用来弥补不健康的生活习惯

一些人认为，只要他们锻炼，就可以抵消不健康饮食或其他不良习惯带来的负面影响。尽管运动确实有助于维持健康，但健康的生活方式包括均衡饮食、充足睡眠和适度锻炼。单靠运动是无法弥补其他不健康习惯可能造成的危害。

答案：1. C；2. C；3. ✓

健康知识小擂台

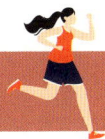

单选题：

1. 选择合适的跑步场地时，最能减少关节冲击的地面是
   （　　）
   A. 水泥路面　　　　　　　B. 沙地
   C. 合成橡胶跑道　　　　　D. 木质地板

2. 在制订个性化运动计划时，不必考虑的因素是（　　）
   A. 个人的健康状况　　　　B. 运动目标
   C. 家庭成员的喜好　　　　D. 个人的兴趣爱好

判断题：

3. 运动中腹痛大多不是疾病，随着运动停止，症状可以
   逐渐缓解。（　　）

怎么运动才有用
自测题
（答案见上页）